S. Bachmann, A. Längler

Hausmittel in der modernen Medizin

W0072836

Sandra Bachmann, Alfred Längler

Hausmittel in der modernen Medizin

Tees, Wickel, Bäder & Co

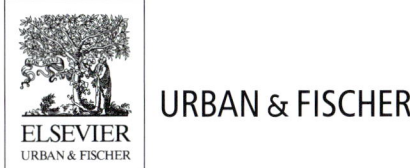

URBAN & FISCHER

Zuschriften und Kritik an:
Elsevier GmbH, Urban & Fischer Verlag, Lektorat Komplementäre und Integrative Medizin, Karlstraße 45, 80333 München

Die Erkenntnisse in der Medizin unterliegen laufendem Wandel durch Forschung und klinische Erfahrungen. Der Herausgeber und die Autoren dieses Werkes haben große Sorgfalt darauf verwendet, dass die in diesem Werk gemachten therapeutischen Angaben (insbesondere hinsichtlich Indikation, Dosierung und unerwünschten Wirkungen) dem derzeitigen Wissensstand entsprechen. Das entbindet den Nutzer dieses Werkes aber nicht von der Verpflichtung, anhand der Beipackzettel zu verschreibender Präparate zu überprüfen, ob die dort gemachten Angaben von denen in diesem Buch abweichen und seine Verordnung in eigener Verantwortung zu treffen.

Wie allgemein üblich wurden Warenzeichen bzw. Namen (z.B. bei Pharmapräparaten) nicht besonders gekennzeichnet.

Bibliografische Information Der Deutschen Bibliothek
Die Deutsche Bibliothek verzeichnet diese Publikation in der Deutschen Nationalbibliografie; detaillierte bibliografische Daten sind im Internet unter http://dnb.ddb.de abrufbar.

05   06   07   08   5   4   3   2   1

Für Copyright in Bezug auf das verwendete Bildmaterial siehe Abbildungsnachweis. Der Verlag hat sich bemüht, sämtliche Rechteinhaber von Abbildungen zu ermitteln. Sollte dem Verlag gegenüber dennoch der Nachweis der Rechtsinhaberschaft geführt werden, wird das branchenübliche Honorar gezahlt.

Um den Textfluss nicht zu stören, wurde bei Berufsbezeichnungen die grammatikalisch maskuline Form gewählt. Selbstverständlich sind in diesen Fällen immer Frauen und Männer gemeint.

Planung: Verena Eichhorn
Projektmanagement: Dr. med. Julia Bender, Verena Eichhorn
Redaktion: Karin Guckes-Kühl, Gernlinden; Dr. med. Julia Bender, München
Register: Inge Pfeifer, München
Herstellung: Marion Kraus, München
Zeichnungen: Susanne Adler, Lübeck; Katrin Saran, Düsseldorf (Kap. 2)
Satz: abc.Mediaservice, Buchloe
Druck und Bindung: Legoprint, Lavis
Umschlaggestaltung: SpieszDesign, Neu-Ulm
Titelfotografie: Zefa, Düsseldorf, T. Kruesselmann
Gedruckt auf 135 g Gardamatt 1,0-faches Volumen

ISBN 3-437-56940-6

Aktuelle Informationen finden Sie im Internet unter www.elsevier.com und www.elsevier.de

Den Pflegenden im Gemeinschaftskrankenhaus Herdecke gewidmet, die auch in Zeiten eines sich grundlegend wandelnden Gesundheitssystems die Kraft und den Mut haben, traditionelle Hausmittel in einer modernen Medizin weiterzuentwickeln.

Inhalt

Vorwort

Eine kaum noch zu überschauende Vielzahl von „Ratgebern" zu Wickeln, Auflagen und anderen traditionellen Hausmitteln ist in den vergangenen Jahren erschienen. Diese richten sich nahezu ausschließlich an medizinische Laien. Dem steht ein Mangel an wissenschaftlich fundierten Darstellungen traditioneller Hausmittel zur äußeren Anwendung gegenüber. Ärzte, Pflegefachkräfte und andere Therapeuten verfügen nicht selten nur noch über unzureichende Kenntnisse in der Indikation und Durchführung dieser Hausmittel. Diesem Mangel wollen die Autoren mit dem vorliegenden Werk begegnen. Wir haben dieses Buch gezielt so formuliert, dass es sich an praktisch tätige Fachleute, insbesondere an Pflegende und Ärzte, richtet. Es ist aus der Praxis und für die Praxis geschrieben. Dennoch finden auch die wissenschaftlich-theoretischen Grundlagen, soweit sie erforscht und beschrieben sind, ausreichende Erwähnung.

Wir verfolgen mit diesem Buch das Ziel, Ärzten und Pflegefachkräften einen Zugang zum therapeutisch sinnvollen und gezielten Einsatz von äußeren Anwendungen zu verschaffen. Unsere Patienten sollen sich – neben der ärztlich verordneten Therapie – nicht primär nach den genannten Ratgebern selbst therapieren. Vielmehr sollen sie im Idealfall von ihrem Therapeuten dazu qualifiziert aufgefordert, beraten und *empowered* werden.

Äußere Anwendungen sind nicht Paramedizin, sondern richtig angewandt Teil einer modernen Medizin und originärer Bestandteil der Pflege, die die Eigenregulationskräfte des erkrankten Menschen mit in Betracht zieht. Kaum ein Arzt wird während seiner Behandlung – egal, ob in Klinik oder Praxis – die Zeit haben, jedem Patienten ausführlich die Durchführung der für ihn und seine Erkrankungssituation hilfreichen äußeren Anwendungen zu erklären. Deshalb soll dieses Buch Hilfestellung dabei geben, notwendige Empfehlungen zu formulieren und auszuhändigen. Im Einzelfall wird das Buch auch für Patienten als Praxisratgeber hilfreich sein können. Pflegefachkräfte finden hier exakte Handlungsanweisungen für eine Vielzahl von äußeren Anwendungen – angefangen von der Vorbereitung der notwendigen Materialien über die Durchführung bis hin zu notwendigen Nachbereitungen. Um dem oft unter Zeitdruck stehenden qualifizierten Personal ein möglichst effizientes Handeln zu ermöglichen, sind die wesentlichen praktischen Anleitungen dieses Buches auf der beiliegenden CD zum Ausdruck für die Patienten verfügbar.

Da dieses Werk aus der Zusammenarbeit einer Pflegewissenschaftlerin und eines Arztes entstanden ist, können die hier gegebenen Empfehlungen entsprechend qualifizierten Pflegenden als therapeutische Handlungsbasis dienen.

Einige wesentliche Informationen sind sowohl für den theoretischen als auch für den praktischen Teil dieses Buches von Bedeutung. Wo es sinnvoll ist, haben wir entsprechende Querverweise eingefügt. Wir haben uns bemüht, eine möglichst vollständige Darstellung praktisch angewandter äußerer Verfahren zu geben. Selten angewandte oder nur noch historisch tradierte Verfahren hingegen haben wir im Sinne der beabsichtigten Praxisnähe bewusst weggelassen.

Bereits an dieser Stelle sei ausdrücklich darauf hingewiesen, dass die Anwendung der hier dargestellten Verfahren auch bei ordnungsgemäßer Durchführung niemals eine notwendige weitergehende ärztliche Diagnose und Therapie ersetzen kann und darf! Richtig und frühzeitig eingesetzt können diese Verfahren im Idealfall eine schwerere Erkrankung verhindern. Aber selbst bei schwerst kranken und insbesondere auch bei sterbenden Menschen können natürliche Substanzen in Form von äußeren Anwendungen bei gezielter Indikation und professioneller Durchführung erheblich zur Symptomlinderung und Verbesserung des subjektiven Befindens beitragen.

Es war nicht immer leicht, sich möglichst auf die äußere Anwendung von Pflanzen und anderen Natursubstanzen zu beschränken. Oft lag es nahe, auch die innere traditionelle, phytotherapeutische, homöopathische oder anthroposophische Therapie mit den entsprechenden Substanzen anzufügen. Dazu möchten wir aber gezielt auf andere diesbezügliche Therapiehandbücher verweisen.

Im praktischen Einsatz wird der Leser die Wirksamkeit einzelner Anwendungen erleben und notwendige Modifikationen in der Durchführung entwickeln. Wir freuen uns auf einen offenen und konstruktiven Dialog mit unseren Lesern und Nutzern dieses Buches!

Ein besonderer Dank gilt den beiden Lektorinnen dieses Werkes, Frau Dr. med. Julia Bender und Frau Verena Eichhorn, die uns im Entstehungsprozess dieses Buches und bei allen auftretenden inhaltlichen und organisatorischen Problemen immer wieder aufmunternd und konstruktiv unterstützt haben.

Sandra Bachmann
Dr. med. Alfred Längler   Herdecke, Mai 2005

I Grundlagen

1 Historische Entwicklung

In nahezu allen Kulturen stellt die äußere und innerliche Anwendung von Pflanzenextrakten für Heilzwecke die therapeutische Basis der Medizin dar. Viele der in der modernen allopathischen Medizin verabreichten pharmakologischen Substanzen sind pflanzlichen Ursprungs. Aber auch schon zu Zeiten der frühesten uns überlieferten medizinischen Zeugnisse wurden Pflanzen bzw. deren Inhaltsstoffe zu Heilzwecken eingesetzt. Insofern ist die Therapie mit Pflanzen und/oder Pflanzeninhaltsstoffen (Phytotherapie) im weitesten Sinne wohl die älteste und am meisten verbreitete Therapieform in der Medizin. Neben den Pflanzen kommen traditionell auch andere in der Natur vorkommende Substanzen (Mineralien, Metalle, tierische Substanzen) therapeutisch zur Anwendung – sowohl äußerlich als auch teilweise innerlich.

Äußere Anwendungen und physikalischen Therapien im Speziellen lassen sich geschichtlich ebenfalls weit zurückverfolgen:

- Einen wesentlichen Ursprung haben diese Therapieverfahren in der klassischen griechischen Medizin, deren Hauptziel die Herstellung der Einheit von Leib und Seele war. **Hippokrates** (460–377 v. Chr.) setzte sich für eine den Menschen in seinen Selbstheilungskräften unterstützende ganzheitliche Therapie ein und gab in dem ihm zugeschriebenen *Corpus hippocraticum* entsprechende therapeutische Hinweise. Zentral war darin die Bedeutung der vier Elemente Luft, Wasser, Erde (Schlamm) und Wärme, welche auch heute noch in den klassischen physikalischen Maßnahmen als wesentliche Wirkprinzipien Anwendung finden.
- Bis ins frühe Mittelalter gerieten diese Verfahren zumindest teilweise in Vergessenheit. Der mittelalterliche Heilkundige **Paracelsus** (1493–1541) mit dem bürgerlichen Namen Theophrastus Bombastus von Hohenheim wird in seiner Zeit als medizinischer Revolutionär beschrieben. Die Schwerpunkte seiner Tätigkeit lagen u.a. in der Behandlung von Rheuma und Gicht sowohl mit äußerlich als auch mit innerlich angewandten Substanzen natürlichen Ursprungs.

Als Wegbereiter für eine Heilkunde durch Wasseranwendungen und damit auch die therapeutische Anwendung von Kälte und Wärme sind insbesondere zu nennen:

- **Siegmund Hahn** (1664–1742) und sein Sohn **Johann Siegmund Hahn** (1696–1773).
- **Vinzenz Prießnitz** (1799–1851). Er erkannte aus seinen Naturbeobachtungen ebenfalls die potenzielle Heilkraft des Wassers. Der nach ihm benannte Prießnitz-Wickel findet bis heute Verwendung.
- Ebenfalls im 19. Jahrhundert griff **Sebastian Kneipp** (1821–1897) das Wissen um die heilenden Wirkungen des Wassers auf.
- **Leopold Emanuel Felke** (1856–1926), auch „Lehmpastor" genannt, machte durch Lehmwickel und Lehmumschläge bei äußerlichen Verletzungen und schmerzhaften inneren Beschwerden auf sich aufmerksam.

Die zu Beginn des 20. Jahrhunderts einsetzende Entwicklung der modernen Pharmakologie führte zunächst zu einem Rückgang und einer Verdrängung der bewährten alten Hausmittel und des traditionellen Wissens. Speziell in der anthroposophischen Medizin konnte dieses Wissen jedoch erhalten und bis heute weiterentwickelt werden.

Heute erfreuen sich gerade diese schonenden und ganzheitlichen Therapieformen, wie z.B. die äußeren Anwendungen, einer Art Renaissance und werden immer häufiger ergänzend zur Schulmedizin angewandt, vor allem auch bei Kindern.

Als theoretische Grundlage für die praktische Anwendung äußerlicher Therapieverfahren wie Wickel und Auflagen sollen im Folgenden zunächst diejenigen mehr oder weniger eigenständigen Therapieverfahren charakterisiert werden, die als wesentliche Verständnis- und Erklärungsgrundlage für die Durchführung und Wirksamkeit äußerer Anwendungen dienen können. Teilweise haben diese Therapieverfahren eigene spezifische äußere Anwendungen generiert. In vielen Bereichen gibt es aber auch nicht vermeidbare Überschneidungen.

2 Phytotherapeutische Grundlagen

2.1 Allgemeines

Die Phytotherapie als medizinische Wissenschaft wurde Anfang des 20. Jahrhunderts durch **Henri Leclerc** (1870–1955) begründet. Dies geschah in deutlicher Abgrenzung bzw. naturwissenschaftlicher Ergänzung zu der jahrhundertealten Volks- oder Kräutermedizin (☞ 1). In Deutschland wurde die Entwicklung der Phytopharmakologie wesentlich geprägt von **Rudolf Fritz Weiss,** dessen *Lehrbuch für Phytotherapie* erstmals 1943 erschien. Neben der Ernährungs-, der Bewegungs-, der Hydro- (☞ 4) und der Ordnungstherapie stellt die Phytotherapie **eine der fünf Säulen der klassischen Naturheilverfahren** dar. Der Schwerpunkt ihrer Anwendung liegt in der außerklinischen und insbesondere außeruniversitären Medizin. Die moderne Phytopharmakologie liefert wesentliche Grund- und Ausgangssubstanzen zur äußeren und innerlichen Anwendung, sowohl als traditionelle Hausmittel als auch im Rahmen spezifischer Therapien (z. B. die in der anthroposophischen Medizin angewandten rhythmischen Einreibungen, speziellen Wickel und Auflagen).

Zur Verdeutlichung, dass äußere Anwendungen **nicht** integraler Teil der Phytotherapie als spezifische medizinische Richtung (auch im Sinne des Arzneimittelgesetzes § 25 AMG 76) sind, sei hier eine Definition des Kuratorium der Gesellschaft für Phytotherapie (1991) angeführt:

„Phytotherapie ist die Behandlung und Vorbeugung von Krankheiten bis hin zu Befindensstörungen durch Pflanzen, Pflanzenteile und deren Zubereitung. (...) Phytopharmaka (...) repräsentieren als Mehr- und Vielstoffgemische eine wirksame Einheit. Isolierte Wirkstoffe aus Pflanzen oder deren synthetische Derivate (...) gelten nicht als Phytopharmaka. (...) Phytopharmaka besitzen aufgrund ihrer besonderen Zusammensetzung von Wirk- und Begleitstoffen ein breites therapeutisches und pharmakologisches Wirkprofil. (...) Die Phytotherapie ist nicht Alternative, sondern Teil der heutigen naturwissenschaftlich orientierten Medizin.“

Dennoch bildet die Phytopharmakologie eine wesentliche Grundlage für die Herstellung von Substanzen zur äußeren Anwendung.

Eine Reihe weiterer Therapieverfahren stützt sich zwar im Wesentlichen auch auf aus Pflanzen gewonnene Heilmittel, ist aber nicht der Phytotherapie im engeren Sinne zuzuordnen (z. B. anthroposophische Medizin, Ayurveda-Medizin, Bachblütentherapie, Hildegard-von-Bingen-Medizin, orthomolekulare Medizin, Paracelsus-Medizin, Spagyrik, traditionell chinesische Heilkräuter).

Um die in der praktischen Anwendung verwendeten Pflanzen näher kennen zu lernen, werden in diesem Kapitel die wichtigsten, in der äußeren Anwendung bewährten Heilpflanzen in systematischen **Heilpflanzen-Porträts** charakterisiert. Neben den jeweiligen botanischen Besonderheiten, den Wirkungen und Indikationsgebieten werden insbesondere auch die wichtigsten Inhaltsstoffe der einzelnen Pflanzen genannt. Der besseren Übersicht halber wird in den Heilpflanzen-Porträts nicht näher auf die jeweils spezifische Wirkung (sofern überhaupt bekannt und nachgewiesen) dieser Inhaltsstoffe eingegangen. Deshalb seien hier im Folgenden zunächst die wesentlichen Inhaltsstoff-Gruppen von pflanzlichen Heilmitteln mit ihren jeweils charakteristischen Wirkprofilen systematisch aufgeführt. Weitere Details insbesondere auch zu den einzelnen Pflanzenmonographien möge der interessierte Leser entsprechend vertiefender Fachliteratur entnehmen.

2.2 Wirk- und Inhaltsstoffe

Alkaloide

Alle Alkaloide enthalten Stickstoff als Grundbestandteil. Die immer alkalischen und meist lipophilen Alkaloide können zusammen mit Säuren charakteristische Salze bilden.

Die meisten alkaloidhaltigen Pflanzen erfahren heutzutage keine phytotherapeutische Anwendung mehr. Eine homöopathische Anwendung hingegen ist häufig. Viele alkaloidhaltige Pflanzen kennt man als so genannte Giftpflanzen (z. B. Tollkirsche, Eisenhut, Bittersüßer Nachtschatten). Auch die weniger toxischen Pflanzen (z. B. Beinwell, Pestwurz und Huflattich) gerieten in den 90er-Jahren wegen der potenziell toxischen Wirkung der in ihnen enthaltenen Pyrrolizidinalkaloide in Verruf. Deren toxische Wirkung ist jedoch dosisabhängig und bei indizierter akuter Anwendung (kein Dauergebrauch!) unbedenklich.

Die (toxischen) Wirkungen der Alkaloide resultieren aus der Tatsache, dass sie sowohl die Blut-Hirn-Schranke als auch die Plazenta durchdringen. Im Zentralnervensystem entfalten diese den Neurotransmittern sehr ähnlichen Substanzen (z. B. Morphin) eine halluzinogene Wirkung. Darüber hinaus wirken sie unterschiedlich stark auf das autonome Nervensystem, was sich beispielsweise an den bekannten und therapeutisch genutzten Wirkungen des (synthetisch hergestellten) Atropins zeigt.

Alkaloidhaltige Pflanzen schmecken meist bitter, was möglicherweise davor schützt, bei versehentlicher Ingestion größere Mengen zu sich zu nehmen.

Ätherische Öle

Der Gehalt an ätherischen Ölen (im Gegensatz zu fetten Ölen) bestimmt einen Großteil der Wirkung stark duftender Heilpflanzen (z. B. Anis, Fenchel, Kamille, Melisse, Rosmarin, Salbei, Thymian). Dabei ist jedes eine Pflanze charakterisierende ätherische Öl einzigartig in seinem Duft und seiner Zusammensetzung. Grundbaustoffe der ätherischen Öle sind die Elemente Kohlenstoff, Wasserstoff und Sauerstoff. Die ätherischen Öle sind nicht wasserlöslich; sie lösen sich gut in Alkohol, Fett und anderen Ölen und sind recht flüchtig.

Ätherische Öle als Extrakt werden nur äußerlich bzw. in Einzelfällen auch inhalativ angewandt. Eine Sonderform der therapeutischen Anwendung von ätherischen Ölen stellt die Aromatherapie dar. Eine innere Anwendung geschieht nur bei pharmazeutischer Verarbeitung der entsprechenden Pflanze.

Wichtigste Wirkungen bei äußerer Anwendung:
* Durchblutungsfördernd;
* Je nach Inhaltsstoff hautreizend oder -beruhigend;
* Desinfizierend;
* Antibakteriell, antiviral, fungizid;
* Antiphlogistisch;
* Analgetisch, anästhesierend, antineuralgisch.

Bitterstoffe

Schon allein die Volksweisheit, dass „Medizin bitter schmecken muss", zeigt, dass den Bitterstoffen eine große therapeutische Bedeutung beigemessen wird. Dabei resultiert ihre Wirkung nicht aus klar definierten chemischen Strukturen. Vielmehr ist die Gruppe der Bitterstoffe eine höchst inhomogene und chemisch nur schwer zu charakterisierende Familie. Wesentliche Vertreter der Bitterpflanzen sind z. B. der gelbe Enzian, die Wegwarte, der Löwenzahn, die Schafgarbe und der Ingwer.

Bei innerer Anwendung beginnt die Wirkung am Zungengrund und setzt sich insbesondere im gesamten Verdauungstrakt fort. Durch eine harmonisierende Wirkung auf die Sekretionsleistung von insbesondere Magen, Dünndarm, Pankreas und Galle wird neben einer verbesserten Verdauung von Kohlenhydraten, Eiweißen und Fetten vor allem auch eine vermehrte Nährstoffaufnahme in den Organismus gewährleistet. So werden auch Blutbildung und Immunabwehr positiv beeinflusst.

Wichtigste Wirkungen bei äußerer Anwendung (z. B. als Leibwickel):
* Anregung des Appetits;
* Verdauungsförderung;
* Anregung des Gallenflusses;
* Verhinderung einer Übersäuerung des Organismus.

Gerbstoffe

Gerbstoffe sind organische Säuren, die Eiweißmoleküle miteinander vernetzen und unlösliche Verbindungen eingehen. Traditionell werden pflanzliche Gerbstoffe in der Gerberei – der Haltbarmachung von Tierhäuten – genutzt. Die dabei genutzten Wirkungen können auch therapeutisch beim Menschen angewandt werden. Adstringierende Pflanzen (z. B. Salbei, Blutwurz, Frauenmantel, Eichenrinde und Zaubernuss) entziehen den Zellen am Ort der Anwendung Wasser und führen zu einer verminderten Durchblutung, was auch zu einer verminderten Entzündungs- und Schmerzreaktion führen kann. Darüber hinaus haben sie eine bakterizide und fungizide Wirksamkeit. Innerlich angewandt haben sie eine stopfende Wirkung, die z. B. bei Durchfall therapeutisch nutzbar ist.

Wichtigste Wirkungen bei äußerer bzw. topischer Anwendung:

* Zusammenziehend;
* Austrocknend und sekretionshemmend;
* Reizmildernd;
* Blutstillend.

Glykoside

Die Gruppe der pflanzlichen Glykoside ist so heterogen, dass allgemeine Aussagen zur Wirkung von Glykosiden nur schwer zu treffen sind. Deshalb seien hier im Einzelnen die wichtigsten pflanzlichen Glykoside kurz charakterisiert:

* **Anthocyanglykoside** sind natürliche Farbstoffe, die z.B. in der Heidelbeere, Malve und Roten Beete vorkommen. Sie sind mit den Flavonoiden und den Gerbstoffen eng verwandt und werden äußerlich zur Wundheilungsunterstützung angewandt.
* **Anthrachinonglykoside,** wie sie z.B. im Faulbaum, Senna und Kreuzdorn vorkommen, wirken auf die glatte Muskulatur des Dickdarms. Über eine Verhinderung der Flüssigkeitsrückresorption wirken sie laxierend. Auch können sie wehenauslösend wirken. Äußerlich finden sie keine gezielte Anwendung.
* **Kumaringlykoside** entstehen erst im Trocknungsprozess der Pflanzen. Sie sind lipophile Duftstoffe mit beruhigender, gefäßharmonisierender sowie ödem- und lymphabflussfördernder Wirkung. Die Gerinnung des Blutes wird verlangsamt, und bestimmte Kumarine wirken phototoxisch (Wiesendermatitis). Kumaringlykoside kommen typischerweise im Ruchgras, Honigklee, Waldmeister und in der Schafgarbe vor, die auch für Heublumenkissen eingesetzt werden.
* **Digitalisglykoside** sind die in der Medizin vielleicht bekanntesten und regelhaft therapeutisch eingesetzten Pflanzenglykoside, die z.B. in der Meerzwiebel, im Fingerhut oder im Maiglöckchen vorkommen. Äußerlich werden diese herzwirksamen Glykoside nicht angewandt.
* **Flavonoidglykoside** sind ebenfalls therapeutisch genutzte natürliche Farbstoffe (gelborange), die z.B. in der Arnika, Kamille, Ringelblume oder Zaubernuss vorkommen. Sie wirken gefäßabdichtend, antiödematös und durchblutungsfördernd. Entsprechend kommen diese Wirkstoffe äußerlich in der Behandlung von Wunden, Ekzemen und allergischen Hautreaktionen zur Anwendung.
* **Phenolglykoside** werden gezielt nur innerlich angewandt. Das bekannteste Phenolglykosid ist Salicilin mit antiphlogistischer und analgetischer Wirkung.
* **Saponinglykoside** finden sich aufgrund ihrer schleimlösenden und verflüssigenden Wirkung in vielen Expektoranzien. Aber auch die Sekretion im Magen-Darm-Trakt und die Schweißsekretion werden durch saponinhaltige Pflanzen (z.B. Birke, Königskerze, Rosskastanie und Seifenkraut) angeregt. Äußerlich werden Saponinglykoside nur selten angewendet.
* **Senfölglykoside** werden durch enzymatische Spaltung in fettlösliche Senföle umgewandelt. Diese bewirken einen starken örtlichen lokalen Hautreiz mit Durchblutungsförderung und Tiefenwirkung auf die inneren Organe. Äußerlich angewandt werden z.B. Meerrettich und Senf in der Lokaltherapie rheumatoider Beschwerden sowie bei entzündlichen Prozessen der oberen und unteren Luftwege.

Schleimstoffe

So genannte Schleimdrogen sind besonders kohlenhydratreiche Pflanzen, die äußerlich zum Schutz von Haut und Schleimhäuten, aber auch innerlich bei Durchfallerkrankungen eingesetzt werden. Diese Polysaccharide werden aufgrund ihrer Molekülgröße nicht aus dem Magen-Darm-Trakt resorbiert, können Toxine binden und deren Ausscheidung fördern. Auf die Schleimhäute des Respirationstrakts wirken Schleimstoffe reiz- und schmerzlindernd sowie entzündungshemmend. Typische Schleimdrogen sind Huflattich, Ringelblume, Lein und Eibisch.

Weitere Wirk- und Inhaltsstoffe

Neben diesen Hauptwirkstoffgruppen gibt es noch eine Vielzahl weiterer bekannter und vermutlich eine noch größere Anzahl unbekannter Pflanzeninhaltsstoffe, die teilweise möglicherweise ebenfalls wirkungsbestimmend sind. Obwohl in vielen Untersuchungen bestimmten Pflanzeninhaltsstoffen spezifische Wirkungen experimentell und/oder *in vivo* zuzuschreiben sind, bleiben bis heute dennoch viele therapeutische

Wirkungen von Heilpflanzen phytopharmakologisch unerklärt. Hierzu zählen nicht zuletzt die Wirkungen von potenzierten Pflanzenpräparaten in der Homöopathie und anthroposophischen Medizin, aber auch die substanzielle volksmedizinische Anwendung vieler alter pflanzlicher Hausmittel mit nachprüfbarer Wirksamkeit ist oft nicht durch einzelne Wirkstoffe erklärt. Daher ist es wichtig, darauf hinzuweisen, dass die Wirkung oft nicht von einem einzelnen Inhaltsstoff abhängt, sondern nur aus der Komposition der verschiedenen Inhaltsstoffe möglich wird.

Der Inhaltsstoffgehalt einzelner Pflanzen kann in Abhängigkeit von den Wachstums-, Ernte- und Lagerbedingungen sehr unterschiedlich sein. Deshalb werden für Teedrogen bestimmte Konzentrationen an Hauptinhaltsstoffen gefordert, bevor die Pflanzenteile in den Verkehr gebracht werden dürfen. Die wesentlichen Bestimmungen hierzu finden sich im Deutschen Arzneibuch (DAB) und im Europäischen Arzneibuch (Ph.Eur.).

2.3 Heilpflanzen-Porträts

In den hier folgenden Heilpflanzen-Porträts werden einzelne in der traditionellen äußeren Anwendung häufig verwendete Pflanzen systematisch charakterisiert. Sowohl bei der Beschreibung der Wirkungen als auch bei der Aufzählung von typischen Fertigarzneimitteln, in denen die charakterisierten Pflanzen enthalten sind, liegt der Schwerpunkt auf den äußeren Anwendungen, erwähnt werden aber auch innerliche Indikationen. Zur inneren Anwendung dieser und anderer Heilpflanzen wird hier ausdrücklich auf spezifischere Literatur verwiesen.

Neben dem systematisch-analytischen Studium der Pflanzen und ihrer Inhaltsstoffe sei aber jedem, der sie innerlich oder äußerlich therapeutisch einsetzt, die liebevoll-fragende Zuwendung zur jeweiligen Pflanze an ihrem charakteristischen Standort in der Natur empfohlen. Erst hier entfaltet sich wirkliche therapeutische Phantasie.

Anis

Botanische Bezeichnung	*Pimpinella anisum* L.
Familie	Apiaceae
Andere Bezeichnungen	Süßer Kümmel
Charakteristik	• In Mitteleuropa kultivierte, vermutlich aus Asien stammende Gewürzpflanze mit dolden-artiger weißer Blüte • Vorkommen in unseren Breiten: nur selten verwildert • Größe bis zu 60 cm • Früchte graugrün, 3 – 5 mm lang und leicht behaart; würziger, etwas süßlicher Geschmack; Entfaltung des Aromas erst beim Lagern
Inhaltsstoffe	• Ätherisches Öl (1,5 – 5 %), das im Handel erhältliche Anisöl wird in der Regel aus Sternanisfrüchten gewonnen • Glukosid der Hydroxybenzoesäure • Phenolkarbonsäuren • Fettes Öl (20 – 30 %) • Proteine • Kohlenhydrate • Flavonoidglykoside
Verwendete Bestandteile	Früchte (Anisi fructus)
Wirkungen	• Sekretolytisch • Sekretomotorisch • Spasmolytisch • Als Emenagogum • Als Laktagogum • In hohen Dosen antiseptisch und antimykotisch
Nebenwirkungen	Gelegentlich allergische Reaktionen an Haut und Schleimhaut
Kontraindikationen	Bekannte Unverträglichkeit
Indikationen (in Anlehnung an Monographie der Kommission E)	• Innere Anwendung: dyspeptische Beschwerden, insbesondere auch bei Säuglingen • Innere und äußere Anwendung: Katarrh der Luftwege, zur Milchbildung
Fertigarzneimittel	• Diverse Hustensäfte • Milchbildungstee (Weleda)
Literatur / klinische Studien	Schier W., Schultze W., Dtsch. Apoth. Ztg. 13, 2717 – 2721; 1987 Pepeljank S. et al., Poster P2A / 75; International Congress and 48th GA-meeting, Zürich 2000

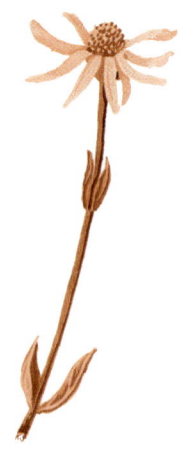

Arnika

Botanische Bezeichnung	*Arnica montana* L.
Familie	Asteraceae
Andere Bezeichnungen	Bergwohlverleih, Wundkraut, Fallkraut, Kraftwurz, Engelkraut
Bemerkung	Seit 2001 ist nur noch *Arnica monatana* L. offizinell, während zuvor auch *A. chamissonis* offizinell angebaut und verwendet wurde
Charakteristik	• Wächst nur auf mageren Bergwiesen in weiten Teilen Europas; die Blüte sieht immer etwas zerzaust aus. Wird 20 bis 60 cm hoch	• Sicherlich das mit am häufigsten verwendete traditionelle Hausmittel bei Verletzungen • **Cave:** unterliegt dem Artenschutz! Nicht selbst sammeln!
Inhaltsstoffe	• Sesquiterpenlaktone • Helenalin-Esther • Flavonoide • Triterpenalkohole	• Zimtsäuren und -derivate • Kumarine • Pyrrolizidine (in Spuren)
Verwendete Bestandteile	Arnikablüten (Arnicae flos)	
Wirkungen	Wirkungen sind phythopharmakologisch gut untersucht und belegt: • Antiseptisch	• Antiphlogistisch • Analgetisch • Durchblutungsfördernd
Nebenwirkungen	• Bei längerer Anwendung an geschädigter Haut ödematöse Dermatitis, Ekzeme • Bei hoher Konzentration primär toxische Hautreaktionen bis hin zu Nekrosen	
Kontraindikationen	Bekannte Unverträglichkeit	
Indikationen (in Anlehnung an Monographie der Kommission E)	Äußere Anwendung: • Traumata • Rheumatische Muskel- und Gelenkbeschwerden • Furunkulose	• Entzündete Insektenstiche • Oberflächenphlebitis Innere Anwendung: in der Homöopathie und anthroposophischen Medizin
Fertigarzneimittel	• Diverse Tinkturen • Salben • Gelate	• Essenzen • ABC-Wärmepflaster
Literatur / klinische Studien	Raison von J. et al.: Arnika – Arzneipflanze mit Tradition und Zukunft Z. Phytotherapie. 1, 39–54, 2000 Willuhn G. in: Lawson L.D., Bauer R. (Hrsg.): Phytomedicines of Europe; American Chemical Society, Washington D.C., 1998; S. 118–132	

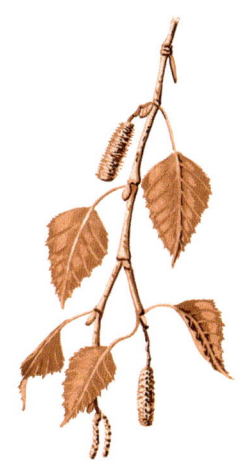

Birke

Botanische Bezeichnung	*Betula pendula*
Familie	Betulaceae
Andere Bezeichnungen	Weißbirke, Sandbirke Raubirke, Warzenbirke
Charakteristik	Ursprünglich aus den nördlichen Regionen stammender, durch hängende, sehr lichtdurchlässige Zweige charakterisierter Baum mit auffallend heller (weißer) Rinde, die von den Naturvölkern zu unterschiedlichen Zwecken verarbeitet wurde
Inhaltsstoffe	• Flavonoide 3% • Polyphenole • Triterpenester • Ascorbinsäure • Ätherisches Öl • Kaliumsalze
Verwendete Bestandteile	Birkenblätter (Betulae folium)
Wirkungen	• Diuretisch • Zur „Blutreinigung" • Äußerlich bei Haarausfall und Schuppen
Nebenwirkungen	Keine bekannt
Kontraindikationen	Keine bekannt
Indikationen (in Anlehnung an Monographie der Kommission E)	Durchspülungstherapie bei entzündlichen Erkrankungen der Harnwege Rheumatische Erkrankungen
Fertigarzneimittel	Cystinol®, Rheumadrag®, Betula cortex ethanol. Decoct 1% Ung.
Literatur / klinische Studien	Ivorra M.D. et al.; Eur J Pharmacol 231, 164–174,1993 Lanhers M.C. et al.; Planta Med 57, 110–115,1991

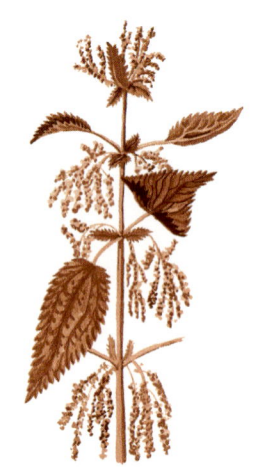

Brennnessel

Botanische Bezeichnung	*Urtica dioica* L.
Familie	Urticaceae
Andere Bezeichnungen	Nesselkraut, Haarnesselkraut, Hanfnesselkraut
Bemerkung	Gelegentlich wird auch die kleine Brennnessel (*Urtica urens* L.) offizinell analog verwendet
Charakteristik	• Quasi weltweit verbreitete Pflanze, die vor allem auf stickstoffhaltigen Böden in der Nähe der Zivilisation vorkommt (z. B. auf Schutthalden, Baubrachen) • Rispenartige männliche und weibliche Blütenstände an einer bis zu 2 m hohen, zweihäusigen satt-grünen Pflanze mit Brenn- und Borstenhaaren
Inhaltsstoffe	• Flavonoide • Kaffeesäureesther • Silikate • Proteine, Fette, Kohlenhydrate • Skopoletin • In den Brennhaaren auch geringe Mengen • Sitosterol Acetylcholin, Serotonin, Ameisensäure
Verwendete Bestandteile	• Kraut (Herba urticae), • Seltener auch Früchte (Fructus urticae) und Wurzel (Radix urticae)
Wirkungen	• Antiphlogistisch (*in vitro* nachgewiesen) • Mild diuretisch • Volksmedizinisch sehr breite Anwendung
Nebenwirkungen	Selten Allergien
Kontraindikationen	Keine bekannt
Indikationen (in Anlehnung an Monographie der Kommission E)	• Unterstützende Behandlung rheumatischer Beschwerden • Entzündliche Erkrankungen der ableitenden Harnwege • Vorbeugung und Behandlung von Nierengrieß
Fertigarzneimittel	Rheuma-Hek®, Rheumapressan® u. a.
Literatur / klinische Studien	Schilcher H., Rau H., Urologe 28, 40–43; 1988 Schilcher H., Dt. Apothek. Ztg. 124, 2429–2436; 1984 Melzig M. F., Major H.: Neue Aspekte zum Verständnis des Wirkungsmechanismus der aquaretischen Wirkung von Birkenblättern und Goldrutenkraut. Z. Phytotherapie 4, 193–196, 2000

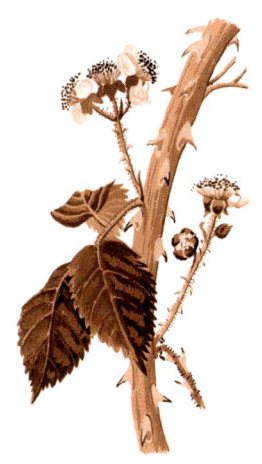

Brombeere

Botanische Bezeichnung	*Rubus fructicosus*
Familie	Rosaceae
Andere Bezeichnungen	Kratzbeere, Brohmbeere
Charakteristik	In der nördlichen Hemisphäre weit verbreiteter Strauch an Waldrändern, Lichtungen und Hecken
Inhaltsstoffe	• Gerbstoffe 8–14 % • Citronesäure u. a. • Flavonoide • Triterpensäuren
Verwendete Bestandteile	Brombeerblätter (Folia Rubi fructicosi)
Wirkungen	• Adstringierend • Antidiarrhoisch
Nebenwirkungen	Keine bekannt
Kontraindikationen	Keine bekannt
Indikationen (in Anlehnung an Monographie der Kommission E)	Unspezifische akute Durchfallerkrankungen Leichte Entzündungen im Bereich der Mund- und Rachenschleimhaut
Fertigarzneimittel	In diversen Teemischungen („Frühstückstee")

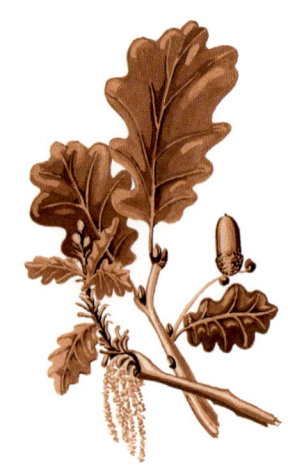

Eiche

Botanische Bezeichnung	*Quercus robur* L.
Familie	Fagaceae
Andere Bezeichnungen	Stiel-Eiche, Sommer-Eiche, Eichenlohe
Charakteristik	• Bis zu 50 m hoher Baum mit mächtiger Krone • In nahezu ganz Europa vorkommend
Inhaltsstoffe	• Ellagitannine • Komplexe und kondensierte Gerbstoffe (Gehalt stark schwankend und abhängig von Erntezeitpunkt und Alter der Zweige) • Quercitol • Triterpene
Verwendete Bestandteile	Rinde (Quercus cortex)
Wirkungen	• Adstringierend • Antiphlogistisch
Neben- und Wechselwirkungen	Bei innerer Anwendung wird die Resorption von Alkaloiden u.a. basischen Arzneistoffen möglicherweise beeinträchtigt
Kontraindikationen	Keine
Indikationen (in Anlehnung an Monographie der Kommission E)	Äußere Anwendung: • Entzündliche Hauterkrankungen • Lokale Behandlung von Entzündungen im Mund- und Rachenbereich sowie im Genital- und Analbereich Innere Anwendung: • Unspezifische akute Durchfallerkrankungen
Fertigarzneimittel	Tonsilgon®, Entero sanol®
Literatur/klinische Studien	König M. et al.: Ellagitannins and Complex Tannins from Quercus petraea Bark; J. Nat. Prod. 57, 1411–1415; 1994

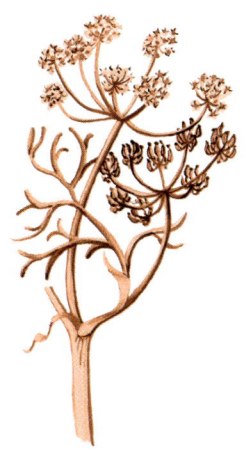

Fenchel

Botanische Bezeichnung	*Foeniculum vulgare*
Familie	Apiaceae
Andere Bezeichnungen	Bitterfenchel, Süßfenchel, Gewürzfenchel
Charakteristik	• Zwei- bis mehrjährige, bis zu 2 m groß werdende, Dolden tragende Pflanze mit gelblichen Blüten • Schon in Ägypten geschätzte Heilpflanze
Inhaltsstoffe	• Ätherisches Öl (2–6 %, v. a. Anethol, Fenchon) • Fettes Öl (10–20 %, davon max. 5 % toxikologisch nicht unbedenkliches Estragol) • Proteine (ca. 20 %) • Flavonoide • Phenolkarbonsäure-Derivate (Mengenangaben beziehen sich auf den medizinisch angewandten Bitterfenchel)
Verwendete Bestandteile	Frucht (Foeniculi fructus)
Wirkungen	• Motilitätsfördernd auf Magen-Darm-Bereich • Spasmolytisch (dosisabhängig) • Sekretolytisch (ätherische Öle Anethon, Fenchon) • Laktagog
Nebenwirkungen	Selten allergische Reaktionen
Kontraindikationen	Keine bekannt
Indikationen (in Anlehnung an Monographie der Kommission E)	• Krampfartige Magen-Darm-Beschwerden • Völlegefühl • Blähungen • Katarrh der oberen Luftwege
Fertigarzneimittel	Milchbildungstee (Weleda)
Literatur / klinische Studien	Brand N. in Hager, H: Handbuch der pharmazeutischen Praxis, 5. Aufl., Band 5; 156–181; 1993 Ruberto G. et al: Antioxidant and antimicrobial activity of Foeniculum vulgare Miller and Crithmum maritimum L. essential oils, Planta Med. 66, 687–693; 2000

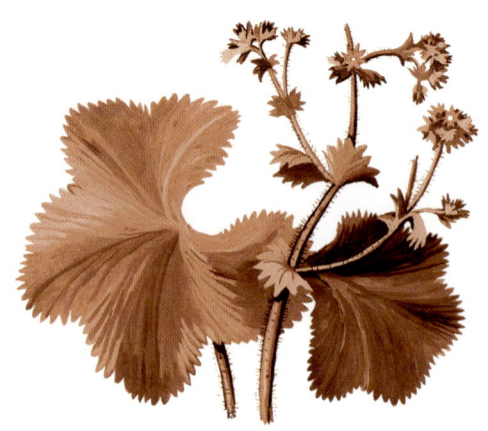

Frauenmantel

Botanische Bezeichnung	*Alchemilla vulgaris* auct. non L.
Familie	Rosaceae
Andere Bezeichnungen	Taumantel, Marienmantel, Tauschüsselchen, Silberkraut
Charakteristik	Rundliche Blätter mit am Morgen charakteristischem *Tautropfen* am Grund des Blattkelches, welcher reiner, ausgeschwitzter Pflanzensaft ist und in der Alchemie des Mittelalters große Bedeutung hatte
Inhaltsstoffe	• Gerbstoffe (6–8 %) • Flavonoide (2 %)
Verwendete Bestandteile	Kraut (Herba alchemillae)
Wirkungen	• Adstringierend • Wundheilungsfördernd (?) • Schmerzlindernd
Nebenwirkungen	Keine bekannt
Kontraindikationen	Keine bekannt
Indikationen (in Anlehnung an Monographie der Kommission E)	• Leichte unspezifische Durchfallerkrankungen • Menorrhagien • Erschlaffungszustände des Unterleibes • Milchbildungsfördernd • Als Waschungen bei eiternden Wunden, nässenden Ekzemen
Fertigarzneimittel	Salviathymol®-Lösung
Literatur / klinische Studien	Petcu P. et al., Clujul Med. 52, 266–270; 1979 Filipek J.: The effect of Alchemilla xantochlora water extract on lipid peroxidation and super-oxide anion scavenging activity. Pharmazie 47; 717–718; 1992 Schimmer O., Felser C.: Alchemilla xanthochlora Rothm. – der Frauenmantel, Z. Phytother. 13; 204–214; 1992

Hagebutte

Botanische Bezeichnung	*Rosae canina* L.
Familie	Rosaceae
Andere Bezeichnungen	Hainbutten, Hetscherln, Hiefen, Rosenbeere, Dornapfel, Arschkratzerl
Charakteristik	• Niedrige bis fast baumförmige, zuweilen kletternde Sträucher, meist stachelig bewehrt • Häufig in Wildhecken anzutreffen
Inhaltsstoffe	• Ascorbinsäure (0,2 – 2 %, in Abhängigkeit von Herkunft, Reifezustand und Qualität) • Pektine (15 %) • Zucker • Gerbstoffe • Ätherisches Öl (0,03 %) • Carotinoide
Verwendete Bestandteile	Schale (Achsenbecher) und Früchte (Kerne; oft auch fälschlich als Samen bezeichnet, Rosae pseudofructus cum fructibus)
Wirkungen	Die in der Volksmedizin postulierte Wirksamkeit (☞ Indikationen) ist laut Kommission E nicht oder nur unzureichend belegt; insofern Einsatz eher als Nahrungsergänzungsmittel
Nebenwirkungen	Keine bekannt
Kontraindikationen	Keine bekannt
Indikationen (in Anlehnung an Monographie der Kommission E)	• Vorbeugung und Behandlung von Erkältungskrankheiten und grippalen Infekten • Steigerung der Abwehrkräfte • Zur Magenstärkung • Erkrankungen des biliären Systems sowie der ableitenden Harnwege • Als diuretisch wirksames Mittel bei Gicht u.ä.
Fertigarzneimittel	Nicht vorhanden
Literatur / klinische Studien	Seitz R. in Hager, H: Handbuch der pharmazeutischen Praxis 5. Aufl., Folgeband 3, 448 – 449; 1998

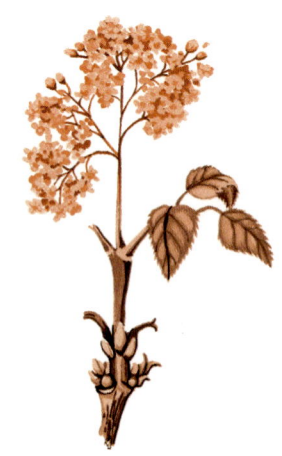

Holunder

Botanische Bezeichnung	*Sambucus nigra* L.
Familie	Caprifoliaceae
Andere Bezeichnungen	Holderblüten, Fliedertee, Hollerblüten, Zickenblüten, Schwitztee, Betscheletee
Charakteristik	• Bis zu 6 m hoher Strauch mit großen, gefiederten Blättern • Blüten in Scheindolden mit charakteristischem schwachem Duft • Schon in der Antike vielfältig angewandt • Volkstümlich wird der Holderbusch als Sitz des guten Hausgeistes angesehen
Inhaltsstoffe	• Ätherische Öle (0,03–0,14 %; davon 66 % freie Fettsäuren) • Flavonoide (0,7–3,5 %) • Hydroxyzimtsäure-Derivate (5,1 %) • Triterpenalkohole • Triterpensäuren • Schleime • Gerbstoffe • Kaliumsalze (4–9 %)
Verwendete Bestandteile	Gerebelte, von den Blütenständen abgetrennte Einzelblüten (Sambuci flos)
Wirkungen	Als Tee, Bad oder in Kräuterkissen • Diaphoretisch (schweißtreibend) • Anregung der Bronchialsekretion
Nebenwirkungen	Keine bekannt
Kontraindikationen	Keine bekannt
Indikationen (in Anlehnung an Monographie der Kommission E)	Fieberhafte Erkältungskrankheiten zur Anregung der Schweißproduktion (häufig in Kombination mit Lindenblüten)
Fertigarzneimittel	Holunderblüten-Elixier (WALA)
Literatur / klinische Studien	Chibanguza G. et al.: The effectiveness and toxicity of a plant secretolytic agent and its component drugs, Arzneim. Forsch. 34; 32–36; 1984

Ingwer

Botanische Bezeichnung	*Zingiber officinale* Rosc.
Familie	Zingiberaceae
Andere Bezeichnungen	Ingberwurzel, Ginger
Charakteristik	• Tropische Rhizompflanze; bildet lanzettenförmige bis zu 20 cm lange tiefgrüne Blätter; lange Blütentriebe mit Einzelblüte • Wurzel brennend scharf und würzig im Geschmack
Inhaltsstoffe	• Ätherisches Öl (1,5 – 3 %) • Scharfstoffe (1 – 2 %) • Stärke
Verwendete Bestandteile	Wurzel (Zingiberis rhizoma)
Wirkungen	• Steigerung des Speichelflusses • Erhöhung von Peristaltik und Tonus der Darmmuskulatur • Antiemetisch (5-HT$_3$-Antagonismus) • Antiphlogistisch • Durchwärmend (als Wickel)
Nebenwirkungen	Keine bekannt
Kontraindikationen	• Gallensteinleiden • Schwangerschaftserbrechen
Indikationen (in Anlehnung an Monographie der Kommission E)	• Dyspeptische Beschwerden • Verhütung der Reisekrankheit
Fertigarzneimittel	Zintona®
Literatur / klinische Studien	Schuhbaum H., Franz G.: Ingwer: Gewürz- und vielseitige Arzneipflanze Z. Phytother. 21; 203 – 209; 2000 Germer, S, Franz, G. (1997): Ingwer, eine vielseitige Arzneidroge. Dtsch. Apoth. Ztg. 47: 40 – 46 Masedo N. et al., J. Ethnopharmacol. 27; 129 – 140; 1989

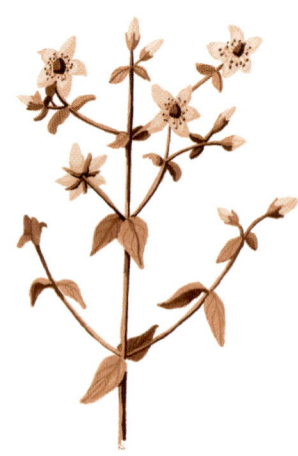

Johanniskraut

Botanische Bezeichnung	*Hypericum perforatum* L.
Familie	Hypericaceae
Andere Bezeichnungen	Blutkraut, Feldhofenkraut, Hexenkraut, Tüpfelhartheu, Sonnenwendkraut
Charakteristik	• Bis zu 60 cm hohe krautige Pflanze mit gelben Blüten; Blätter drüsig punktiert • Wächst an sonnigen Standorten in der nördlichen Hemisphäre
Inhaltsstoffe	Gehalt stark abhängig vom Entwicklungsstand der Pflanze zum Erntezeitpunkt: • Naphthodianthrone (0,1–0,3 %; u. a. Hypericin) • Phloroglucinderivate (0,2–4 %) • Flavonoide (2–4 %) • Ätherische Öle (gering!)
Verwendete Bestandteile	Zur Blütezeit geerntete Zweigspitzen (Hyperici herba)
Wirkungen	• Antidepressiv • Antiinfektiös • Entzündungshemmend, schmerzlindernd • Wundheilend
Nebenwirkungen	Photosensibilisierung
Kontraindikationen	Innere Anwendung nicht zusammen mit Kumarinderivaten, Ciclosporin, Digoxin, Indinavir
Indikationen (in Anlehnung an Monographie der Kommission E)	Innere Anwendung: • Psychovegetative Störungen • Angst, nervöse Unruhe • Leichte bis mittelschwere Depressionen Äußere Anwendung: (Ölige Hypericum-Zubereitungen, Auszug mit Oliven-, Sonnenblumen- oder Weizenkeimöl) • Verletzungen, Zerrungen, Verstauchungen • Verbrennungen I. Grades • Nervenschmerzen • Myalgien • Rheumatische Beschwerden
Fertigarzneimittel	Multipel in Ölen, Salben, Gelaten
Literatur / klinische Studien	Kaul R., Dtsch. Apoth. Ztg. 140; 689–701; 2000 Archiv nur mit passwort Müller W.E. et al., Dtsch. Apoth. Ztg. 139; 1741–1750; 1999 Brenner R. et al.; Comparison of an extract of Hypericum (LI 160) and sertraline in the treatment of depression: a double-blind, randomized pilot study; Clin. Ther. 22, 411–419; 2000

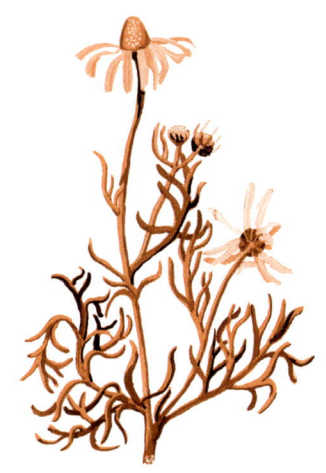

Kamille

Botanische Bezeichnung	*Chamomilla recutita* L.
Familie	Asteraceae
Andere Bezeichnungen	Kleine Kamille, Deutsche Kamille, Feldkamille
Charakteristik	• Aus dem östlichen Mittelmeergebiet stammend heute als Unkraut und Ruderalpflanze nahezu weltweit verbreitet • Neben Arnika und Ringelblume eines der ältesten und bekanntesten Heilmittel • Oft sehr heterogene Qualität der im Handel befindlichen Drogen
Inhaltsstoffe	• Ätherisches Öl (0,3 – 1,5 %; davon 0,4 % blaues Öl) • Sesquiterpenlaktone (0,6 %) • Flavonoide (bis 6 %) • Kumarine • Schleimstoffe (3 – 10 %)
Verwendete Bestandteile	Blüten (Matricariae flos)
Wirkungen	• Antiphlogistisch • Fungizid • Spasmolytisch • Anregung des Hautstoffwechsels • Verdauungsfördernd • Als Schlaftrunk • Bakterizid
Nebenwirkungen	Sehr selten allergische Hautreaktionen (meist durch Verunreinigungen mit *Chamomilla romanae*)
Kontraindikationen	Möglichst keine Anwendung am Auge
Indikationen (in Anlehnung an Monographie der Kommission E)	Äußere Anwendung: • Haut- und Schleimhautentzündungen (insbesondere im Mund- und Rachenraum) • Inhalativ bei Reizzuständen der Luftwege • Als Sitzbäder bei Erkrankungen im Anogenitalbereich Innere Anwendung: gastrointestinale Beschwerden
Fertigarzneimittel	Kamillosan®, Kamillin Extern Robugen®, Azulon® Kamillen Puder
Literatur / klinische Studien	Carle R. in: Hager, H: Handbuch der pharmazeutischen Praxis, 5. Aufl., Band 4, 819–827; 1992 Ammon H.P.T. et al., Dtsch. Apoth. Ztg. 136; 1821–1834; 1996 Carle R. , Isaac O.: Die Kamille – Wirkung und Wirksamkeit. Ein Kommentar zur Monographie Matricariae flos (Kamillenblüten) Z. Phytother. 8, 67–77; 1987

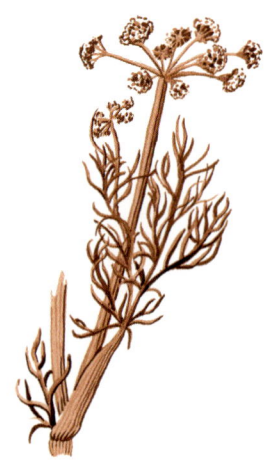

Kümmel

Botanische Bezeichnung	*Carum carvi* L.
Familie	Apiaceae
Andere Bezeichnungen	Wiesenkümmel, Feldkümmel, Karbensamen, Brotkümmel, Kümmich, Mattenkümmel, Echter Kümmel
Charakteristik	• In ganz Eurasien verbreitete zweijährige Pflanze, die im zweiten Jahr auf bis zu 1 m hohen Stängeln weiße Blüten auf Doppeldolden bildet • Ernte kurz vor der Reife, da zu diesem Zeitpunkt der höchste Gehalt an ätherischem Öl zu verzeichnen ist
Inhaltsstoffe	• Ätherisches Öl (3 – 7 %; u. a. das den Geruch bestimmende Karvon) • Fettes Öl (10 – 18 %) • Proteine (20 %) • Kohlenhydrate (20 %) • Flavonoide (in Spuren)
Verwendete Bestandteile	Getrocknete Früchte (Carvi fructus)
Wirkungen	• Appetitanregend • Karminativ • Spasmolytisch • Fungizid • Laktagog
Nebenwirkungen	Keine bekannt
Kontraindikationen	Keine bekannt
Indikationen (in Anlehnung an Monographie der Kommission E)	• Hauptanwendung in der Pädiatrie • Dyspeptische Beschwerden • Blähungen • Völlegefühl
Fertigarzneimittel	Carum Carvi Suppositorien (Weleda) Carminativum Hetterich®
Literatur / klinische Studien	Ibragimov G.G., Vasilev O.D., Azerb. Med. 62, 44; 1985

Lavendel

Botanische Bezeichnung	*Lavandula angustifolia* Mill.
Familie	Lamiaceae
Andere Bezeichnungen	Keine
Charakteristik	• Etwa 50 cm hoher Strauch mit schmalen lanzettförmigen Blättern, Blüten bilden Scheinähren auf langen Stängeln • Ernte kurz vor dem Aufblühen
Inhaltsstoffe	• Ätherisches Öl (1 – 3 %) • Gerbstoffe (u. a. Rosmarinsäure) • Flavonoide
Verwendete Bestandteile	Blüte (Flores lavendulae)
Wirkungen	• Mild sedativ • Spasmolytisch • Karminativ • Fungizid • Insektizid
Nebenwirkungen	Keine bekannt
Kontraindikationen	Keine bekannt
Indikationen (in Anlehnung an Monographie der Kommission E)	• Unruhezustände • Einschlafstörungen • Funktionelle Oberbauchbeschwerden • Als Wickel bei akut-obstruktiven Lungenerkrankungen • Lokale Anwendung bei rheumatischen Beschwerden, Gliederschmerzen • Als Bad bei funktionellen Kreislaufstörungen • Häufiger Einsatz in der Aromatherapie
Fertigarzneimittel	Zur äußeren Anwendung in diversen Salben, Seifen und Badezusätzen
Literatur / klinische Studien	Buchbauer G. et al.: Aromatherapy: evidence for sedative effects of the essential oil of lavender after inhalation, J. of Biosciences 46c, 1067 – 1072; 1991 Hohmann et al.: Protective effects of the aerial parts of Salvia officinalis, Melissa Officinalis and Lavandula angustifolia and their constituents against enzyme-dependent and enzyme-independent lipid peroxidation. Planta Med. 65, 576 – 578; 1999

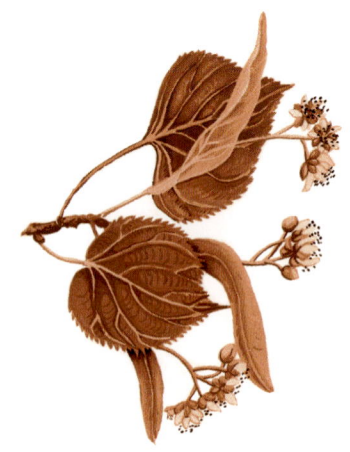

Linde

Botanische Bezeichnung	*Tilia cordata* Mill.
Familie	Tiliaceae
Andere Bezeichnungen	Winterlinde, Steinlinde, Spätlinde, Waldlinde, Bastbaum
Charakteristik	• Oft einzeln stehende mächtige Bäume, die mehrere hundert Jahre alt werden; sehr leichtes Holz, das zum Schnitzen von Heiligenfiguren, aber auch im Instrumentenbau Verwendung findet • Gelblich-weiße Blüten aus einer Scheindolde, häufig noch mit Resten der Hochblätter verbunden
Inhaltsstoffe	• Flavonoide (>1%) • Komplexer Schleim (10%) • Ätherische Öle (0,02–0,1%) • Gerbstoffe (2%) • β-Caryophyllen (26%)
Verwendete Bestandteile	Blüten (Flores tiliae)
Wirkungen	• Schleimlösend • Schweißtreibend • Abwehrkräftesteigernd
Nebenwirkungen	Keine bekannt
Kontraindikationen	Keine bekannt
Indikationen (in Anlehnung an Monographie der Kommission E)	• Zur Reizlinderung bei Husten • Als Schwitzkur bei fieberhaften Infekten • Volksheilkundlich: Diuretikum, Sedativum, Antiphlogistikum, Stomachikum
Fertigarzneimittel	u.a. in Malvenöl (WALA)
Literatur/klinische Studien	Schmidgall J. et al.: Evidence for bioadhesive effects of polysaccharides and polysaccharide-containing herbs in an ex vivo bioadhesion assay on buccal membranes. Planta Med. 66, 48–53; 2000 Buchbauer G. et al.: Aromatherapy: evidence for sedative effects of the essential oil of lavender after inhalation, J. of Biosciences 46c, 1067–1072; 1991

Melisse

Botanische Bezeichnung	*Melissa officinalis* L.
Familie	Lamiaceae
Andere Bezeichnungen	Zitronenkraut, Zitronenmelisse, Gartenmelisse, Herzkraut, Frauenkraut
Charakteristik	• Weit verbreitete, vorwiegend in Hausgärten kultiviert vorkommende Heilpflanze • Die grünen, herzförmigen und schwach behaarten Blätter entwickeln beim Zerreiben einen frischen angenehmen zitronenartigen Geruch
Inhaltsstoffe	• Hydroxyzimtsäure-Derivate (4–7%, mit Rosmarinsäure als Hauptkomponente) • Flavonoide • Triterpene • Ätherische Öle (0,05–0,3%)
Verwendete Bestandteile	Blätter (Melissae folium)
Wirkungen	• Sedativ • Spasmolytisch • Antiphlogistisch
Nebenwirkungen	Keine bekannt
Kontraindikationen	Keine bekannt
Indikationen	• Nervös bedingte Einschlafstörungen • Funktionelle Magen-Darm-Beschwerden • Psychovegetative Herz-Kreislauf-Beschwerden • Dysmenorrhö • Als lokale Bäder bei entzündlichen Hautveränderungen v. a. im Genitalbereich • Gallenleiden
Fertigarzneimittel	• Lomaherpan® Creme • Kneipp® Melisse Pflanzensaft • Melissenöl
Literatur/klinische Studien	Koytchev R. et al.: Balm mint extract (Lo-701) for topical treatment of recurring herpes labialis. Phytomedicine 6, 225–230; 1999 Yamasaki K. et al.: Anti-HIV-1 activity of herbs in Labiatae. Biol. Pharm. Bull 21, 829–833; 1998

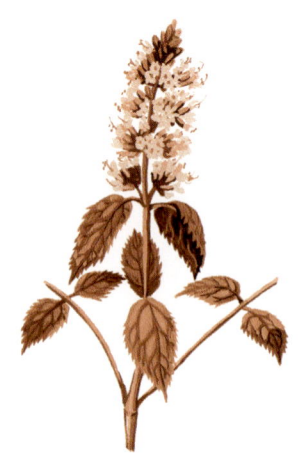

Pfefferminze

Botanische Bezeichnung	*Mentha piperita* L.
Familie	Lamiaceae
Andere Bezeichnungen	Mutterkraut, Katzenkraut, Schmecker, Prominzen
Charakteristik	• Im 17. Jahrhundert durch Kreuzung entstandene Kulturpflanze mit starker vegetativer Vermehrung • Die stark duftenden dunkelgrünen Blätter stehen an einem bis zu 60 cm hohen vierkantigen Stängel, der blassrosafarbene ährenförmige Blüten trägt
Inhaltsstoffe	• Ätherisches Öl (0,5–4%, u.a. Menthol, Menthylacetat, Menthon, Menthofuran) • Lamiaceengerbstoffe (3,5–4,5%) • Flavonoide (bis 17%)
Verwendete Bestandteile	• Blätter (Menthae piperitae folium) • Öl (Menthae piperitae aetheroleum)
Wirkungen	• Spasmolytisch • Choleretisch • Karminativ • Sedativ (?)
Nebenwirkungen	Keine bekannt
Kontraindikationen	Pfefferminz*öl*-haltige Zubereitungen nicht bei Säuglingen und Kleinkindern im Bereich von Gesicht / Nase anwenden
Indikationen (in Anlehnung an Monographie der Kommission E)	• Krampfartige Beschwerden im Magen-Darm-Bereich • Chronische Gastritis / Enteritis • Krampfartige Beschwerden der Gallenblase und -wege • Volksmedizinisch: als Sedativum sowie bei Übelkeit / Erbrechen • Öl: lokale Anwendung bei Muskel- und Nervenschmerzen, Kopfschmerz, Migräne
Fertigarzneimittel	Pfefferminzöle
Literatur / klinische Studien	Forster H.B. et al.: Antispasmodic effects of some medicinal plants. Planta Med. 40, 309–319; 1980 Yamahara J. et al., J. Pharmacol. 39, 280; 1985

Ratanhia

Botanische Bezeichnung	*Krameria lappacea*
Familie	Krameriaceae
Andere Bezeichnungen	Peru-Rathania, Radix Krameriae, Rote Rathania
Charakteristik	Niedriger Halbstrauch mit niederliegenden, sehr dichten Ästen, der in den Anden Südamerikas wächst
Inhaltsstoffe	• Katechingerbstoffe (bis 15 %) • Neolignane • Rathaniaphenole • Stärke • Kohlenhydrate
Verwendete Bestandteile	Wurzel (Ratanhiae radix)
Wirkungen	Adstringierend
Nebenwirkungen	Keine bekannt
Kontraindikationen	Keine bekannt
Indikationen (in Anlehnung an Monographie der Kommission E)	• Zahnfleischentzündungen • Zungenrhagaden • Stomatitis • Pharyngitis • Volksmedizinisch auch als Antidiarrhoikum
Fertigarzneimittel	Mundbalsam flüssig (WALA), Rhatanhia-comp. (Weleda)
Literatur/klinische Studien	Simpson B.B., Botany 45, 397–409; 1991

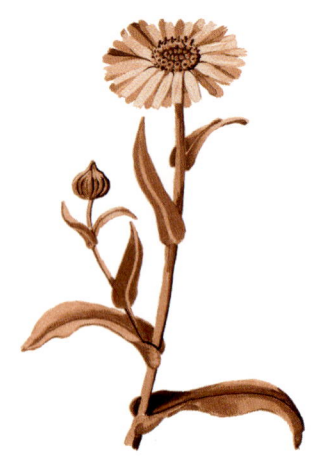

Ringelblume

Botanische Bezeichnung	*Calendula officinalis* L.
Familie	Asteraceae
Andere Bezeichnungen	Studentenblume, Totenblume, Sonnwendblume, Goldblume
Charakteristik	• Neben der Arnika sicherlich *die* Heilpflanze schlechthin • Ein- bis zweijährige stark aromatische Pflanze mit enormer Wuchs- und Regenrationskraft, die umso kräftiger blüht, je häufiger man sie erntet
Inhaltsstoffe	• Ätherisches Öl (0,2–0,3%) • Flavonoide (0,3–0,8%) • Triterpensaponine (2–10%) • Kumarine • Triterpenalkohole • Wasserlösliche Polysaccharide (15%) • Triole
Verwendete Bestandteile	Blüte (Calendulae flos)
Wirkungen	• Antiphlogistisch • Antimikrobiell • Granulationsfördernd • Zytotoxisch
Nebenwirkungen	Keine bekannt
Kontraindikationen	Keine bekannt
Indikationen (in Anlehnung an Monographie der Kommission E)	Äußere Anwendung: Innere Anwendung: • Schlecht heilende Wunden • Entzündliche Veränderungen der Mund- und • Quetschungen Rachenschleimhaut • Furunkel • Ausschläge • Zur Säuglingspflege • Lokal als Tee bei Bindehautentzündungen
Fertigarzneimittel	Diverse Salben, Öle und Essenzen
Literatur/klinische Studien	Isaac O. in Hager, H: Handbuch der pharmazeutischen Praxis, 5. Aufl., Band 4; 601–615; 1992 Bezakowa L. et al., Pharmazie 51, 126–127; 1996 Schneider E. et al., Planta Med. 57, Suppl 2, A60; 1991

Rosmarin

Botanische Bezeichnung	*Rosmarinus officinalis* L.
Familie	Lamiaceae
Andere Bezeichnungen	Krankenkrautblätter, Kranzenkrautblätter, Rosmarein
Charakteristik	• Immergrün duftender, nicht sehr winterharter Strauch mit fast nadelförmigen Blättern, stark duftend • Blassbläuliche Blüten in den Blattachseln • Vorkommen vorwiegend im Mittelmeerraum
Inhaltsstoffe	• Ätherisches Öl (1 – 2,5 %) • Steroide • Diterpenphenole • Lipide • Lamiaceengerbstoffe • Kohlenhydrate • Flavone • Salizylate • Triterpene
Verwendete Bestandteile	Blätter (Rosmarini folium)
Wirkungen	• Verdauungsfördernd • Appetitanregend • Als Bad hyperämisierend
Nebenwirkungen	Keine bekannt
Kontraindikationen	Keine innere Anwendung während der Schwangerschaft
Indikationen (in Anlehnung an Monographie der Kommission E)	Innere Anwendung: Äußere Anwendung: • Dyspeptische Beschwerden • Unterstützende Therapie bei rheumatischen Erkrankungen, Muskelschmerzen • Kreislaufbeschwerden
Fertigarzneimittel	In vielen Salben, Ölen und Bädern
Literatur / klinische Studien	Haraguchi H. et al.: Inhibition of lipid peroxidation and superoxide generation by diterpenoids from Rosmarinus officinalis. Planta Med. 61, 333 – 336; 1995 Erenmemisoglu A. et al.: Effect of a Rosmarinus officinalis leave extract on plasma glucose levels in normoglycaemic and diabetic mice. Pharmazie 52, 645 – 6; 1997

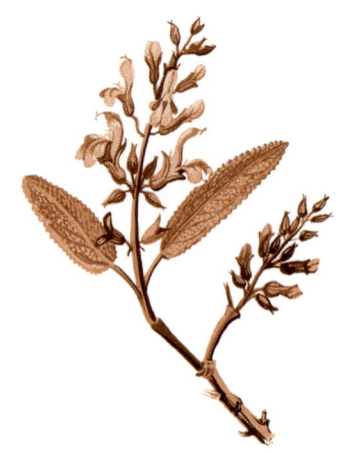

Salbei

Botanische Bezeichnung	*Salvia officinalis* L.
Familie	Lamiaceae
Andere Bezeichnungen	Edelsalbei, Königssalbei, Gartensalbei
Charakteristik	Ausdauernder, in den basalen Teilen verholzender Halbstrauch mit charakteristisch riechenden länglichen, filzig behaarten graugrünen Blättern und blauvioletten Blüten als lockere Ähren
Inhaltsstoffe	• Ätherisches Öl (1 – 2,5 %) • Lamiaceengerbstoffe (2 – 6 %) • Diterpenoide Bitterstoffe • Flavonoide (1 – 3 %) • Phenolglykoside
Verwendete Bestandteile	Blätter (Salviae folium)
Wirkungen	• Antiphlogistisch • Antimikrobiell • Antiviral • Antihydrotisch
Nebenwirkungen	Bei Überdosierung oder zu langem Gebrauch: Tachykardie, Hitzegefühl, Krämpfe, Schwindel
Kontraindikationen	Keine
Indikationen (in Anlehnung an Monographie der Kommission E)	Innere Anwendung: • Verdauungsbeschwerden, vermehrte Schweißbildung Äußere Anwendung: • Entzündungen der Mund- und Rachenschleimhaut Volksmedizinisch zum Abstillen, leicht blutzuckersenkend (?) und menstruationsfördernd (?)
Fertigarzneimittel	Salbeiextrakt in vielen Mundwassern, Salben, Bädern
Literatur / klinische Studien	Sosa S. et al., Abstract 608; Joint meeting 2000 years of Natural Product Research Amsterdam, Book of Abstracts 1999 Simic D. et al., J. Environ. Pathol. Toxicol. Oncol. 16, 293 – 301; 1997

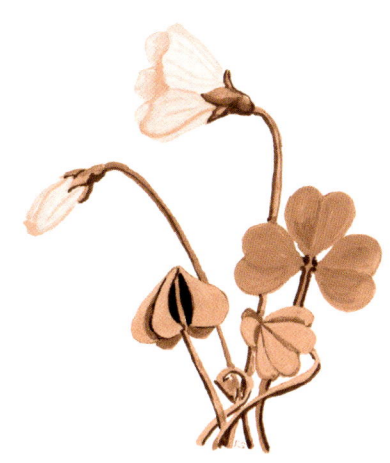

Sauerklee

Botanische Bezeichnung	*Oxalis acetosella* L.
Familie	Oxalidaceae
Andere Bezeichnungen	Wald-Sauerklee, Sauerampfer
Charakteristik	In lichten Frühlingswäldern weiß blühende niedrige Pflanzen mit dreizähligen, kleeblattartigen Blättern und einzeln stehenden Blüten
Inhaltsstoffe	● Oxalsäure ● Saure Alkalioxalate
Verwendete Bestandteile	Blätter (Oxalis folium)
Wirkungen	Phytopharmakologisch nicht beschrieben
Nebenwirkungen	Insbesondere von Kindern sollten nicht zu große Mengen der unverarbeiteten Pflanze gegessen werden
Kontraindikationen	Keine bekannt
Indikationen	Es liegt keine Monographie der Kommission E vor Anwendung in der anthroposophischen Medizin und Homöopathie u. a. bei: ● Stoffwechselschwäche ● Leber- und Gallenerkrankungen ● Neigung zu Steinbildungen
Fertigarzneimittel	● Akne-Kapseln (WALA) ● Oxalis 30% Salbe Oxalis folium 10% Salbe, Oxalis folium 20% Essenz

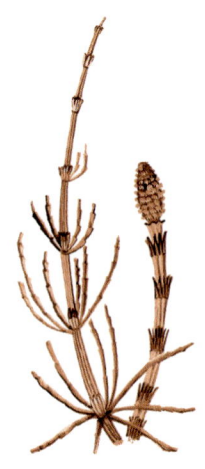

Schachtelhalm

Botanische Bezeichnung	*Equisetum arvense* L.
Familie	Equisetaceae
Andere Bezeichnungen	Ackerschachtelhalm(kraut), Zinnkraut, Scheuerkraut, Kannenkraut, Tannenkraut, Pferdeschwanzkraut
Charakteristik	• Entwicklungsgeschichtlich eine der ältesten noch lebenden Pflanzen; Verwandtschaft mit den Farnen • Zylindrische, meist unverzweigte aufrechte Stängel • Verbreitung in den gemäßigten Zonen der Nordhalbkugel • Wächst an eher schattig-feuchten Standorten; starker Wuchs
Inhaltsstoffe	• Kieselsäure • Flavonoide • Kaliumsalze • Hydroxyzimtsäure-Konjugate u. a.
Verwendete Bestandteile	Kraut (Equiseti herba)
Wirkungen	• Schwach diuretisch (aquaretisch) • Hautstoffwechselanregend • Bindegewebefestigend
Nebenwirkungen	Keine bekannt
Kontraindikationen	Innere Anwendung: • Bei phytotherapeutischer Anwendung Ödeme infolge eingeschränkter Herz- und Nierentätigkeit Äußere Anwendung: • Keine bekannt
Indikationen (in Anlehnung an Monographie der Kommission E)	Innere Anwendung: • Posttraumatisches und statisches Ödem • Durchspülungstherapie bei bakteriellen und entzündlichen Erkrankungen der ableitenden Harnwege Äußere Anwendung: • Bei schlecht heilenden Wunden • Als Nieren-Salbenlappen bei Nierenerkrankungen
Fertigarzneimittel	Innere Anwendung: • Homöopathisch potenzierte Heilmittel (verschiedene Hersteller) • Phytopharmaka: Prodiuret-Kapseln® (Monopräparat); Cystinol®, nephro-loges®, Nephroselect-M®, Solidagoren® (Kombinationspräparate) Äußere Anwendung: • Equisetum ex herba W 5%, Oleum (WALA) • Equisetum-Essenz (WALA) • Equisetum arvense 10% Salbe (Weleda) • Equisetum arvense H 10% Öl (Weleda)
Literatur / klinische Studien	Veit M.: Probleme bei der Bewertung pflanzlicher Diuretika. Z. Phytother. 16, 331–341; 1994 Graefe E.U., Veit M.: Urinary metabolites of flavonoids and hydroxycinnamic acids in humans after application of a crude extract from Equisetum arvense. Phytomedicine 4, 239–246; 1999

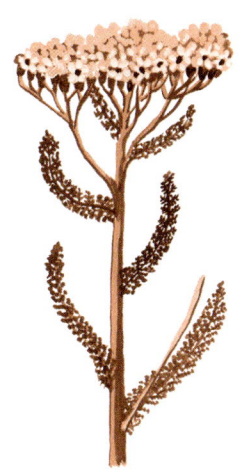

Schafgarbe

Botanische Bezeichnung	*Achillea millefolium* L.
Familie	Asteraceae
Andere Bezeichnungen	Achilleskraut, Bauchwehkraut, Feldgarbenkraut, Jungfrauenkraut, Grundheil
Charakteristik	• Zart geschwungene, sehr filigrane „tausendblättrige" Pflanze mit schirmförmiger Rispenblüte • Schon in der griechischen Mythologie von Achilles zur Wundbehandlung eingesetzt
Inhaltsstoffe	• Ätherisches Öl (0,2–1%) mit sehr variabler Zusammensetzung • Flavonoide • Sesquiterpenlaktone • Kumarine (0,35%) • Proazulene • Polyacetylene • Betaine
Verwendete Bestandteile	Kraut (Millefolii herba)
Wirkungen	• Choleretisch • Spasmolytisch • Antibakteriell • Antiödematös • Antiphlogistisch • Im Tierversuch antihepatotoxische • Adstringierend Wirkung des wässrigen Extrakts
Nebenwirkungen	Bei Überempfindlichkeit gegenüber Korbblütlern Kontaktallergie möglich
Kontraindikationen	Keine bekannt
Indikationen (in Anlehnung an Monographie der Kommission E)	Weitgehende Überschneidung mit den Indikationen der Kamille aufgrund ähnlicher und teilweise identischer Inhaltsstoffe (☞ Kamille) Innere Anwendung: • Appetitlosigkeit • Dyspeptische Beschwerden Äußere Anwendung: • Als Bad bei Unterleibsbeschwerden der Frau • Alkoholischer Extrakt: mückenabschreckende Wirkung Volksmedizinisch als Hämostyptikum und bei übermäßiger Schweißbildung angewandt
Fertigarzneimittel	In vielen Salben, Frischpflanzenpresssäften, alkoholischen Auszügen (z.B. Salus Schafgarbentropfen®)
Literatur/klinische Studien	Rücker G. et al.: Molluskizid wirksame Spiro-a-methylen-g-butyrolactone. Arch. Pharm. 326, 901–905 Jurenitsch J., Kastner U.: Klassische Pharmakognosie – eine Wissenschaft mit Zukunft? Pharm. Unserer Zeit 23, 93–99; 1994 Sellerberg U., Glasl H.: Pharmacognostical examination concerning the hemostyptic effect of Achillea millefolium AggregatSci. Pharm. 68, 201–206; 2000

Senf, Schwarzer

Botanische Bezeichnung	*Brassica nigra* (L.) Koch
Familie	Brassicaceae
Andere Bezeichnungen	Brauner Senf, Grüner Senf, Holländischer Senf, Französischer Senf
Charakteristik	• Stark verzweigtes bis zu 1 m hohes Kraut mit gestielten Blättern • Gelbe, vierzählige Blüten, dem Stängel anliegende Schoten
Inhaltsstoffe	• Fettes Öl (30%) • Senfölglykoside • Schleimstoffe (20%)
Verwendete Bestandteile	Samen (Semen sinapis nigrae)
Wirkungen	• Hyperämisierend (Wirkung bis zu 24 Stunden) • Durchwärmend
Nebenwirkungen	Bei zu langer Applikation starke Hautirritationen bis hin zu Verbrennungen (insbesondere bei heller Haut)
Kontraindikationen	Keine bekannt
Indikationen	Es liegt keine Monographie der Kommission E zu Senfsaat vor Volksmedizinische Anwendung: • Als Umschlag/Wickel zur ableitenden Therapie bei Bronchitis, Pneumonie, Neuritis, Pleuritis • Senfpflaster zur lokalen Wärmetherapie bei Myalgien u.a.
Fertigarzneimittel	Senfpflaster
Literatur/klinische Studien	Mundt S., Teuscher E. in Hager, H: Handbuch der pharmazeutischen Praxis, 5. Aufl., Band 4, 544–565; 1992

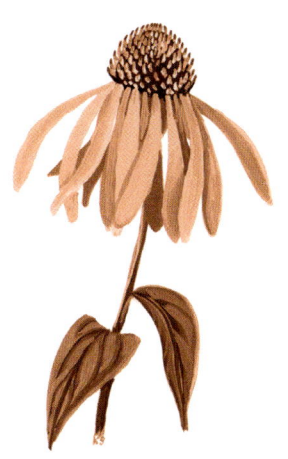

Sonnenhut

Botanische Bezeichnung	*Echinacea purpurea* (L.) Moench
Familie	Asteraceae
Andere Bezeichnungen	Igelkopf, Kegelblume
Charakteristik	Bis zu 1 m hohe einzeln stehende kräftige Korbblüten mit hängenden Zungenblüten und starker Pfahlwurzel
Inhaltsstoffe	• Ketoalkene • Ätherisches Öl (0,2 – 2 %) • Kaffeesäurederivate • Polysaccharide • Glykoproteine
Verwendete Bestandteile	Kraut (Herba echinaceae purpureae)
Wirkungen	• Antiviral • Keimhemmend • Immunstimulierend (unspezifisch)
Nebenwirkungen	Keine bekannt
Kontraindikationen	• Phytotherapeutische parenterale Anwendung umstritten • Keine innere Anwendung bei progredienten Systemerkrankungen
Indikationen (in Anlehnung an Monographie der Kommission E)	Innere Anwendung: • Grippale Infekte • Entzündliche Prozesse im Urogenitalbereich Äußere Anwendung: • schlecht heilende Wunden, Insektenstiche, Furunkel, Sonnenbrand, Herpes simplex, Brandwunden
Fertigarzneimittel	Diverse Fertigarzneimittel zur inneren Anwendung; äußerlich in Salben
Literatur / klinische Studien	Cheminat A. et al.: Caffeoyl conjugates from Echinaceae species: structures and biological activity. Phytochemistry 27, 2787 – 2794; 1988 Facino R.M. et al.,: Echinacoside and caffeoyl conjugates protect collagen from free radical-induced degradation: a potential use of Echinacea extracts in the prevention of skin photodamage. Planta Med. 61, 510 – 514; 1995 Binns S.E. et al.: Light-mediated antifungal activity of Echinacea extracts. Planta Med. 66, 241 – 244; 2000

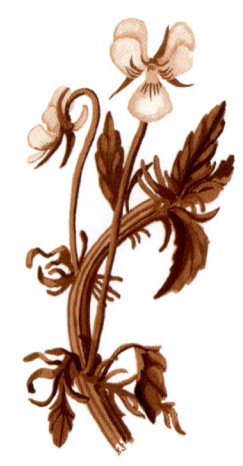

Stiefmütterchen

Botanische Bezeichnung	*Viola tricolor* L.
Familie	Violaceae
Andere Bezeichnungen	Ackerveilchen, Dreifaltigkeitstee, Freisamkraut
Charakteristik	Formenreiche, meist stark verzweigte, nur einige Zentimeter hohe Pflanze mit meist mehrfarbigen 1,5 – 3 cm großen Blüten
Inhaltsstoffe	• Salizylsäure (0,06 – 0,3 %) • Phenolkarbonsäuren (0,18 %) • Schleimstoffe (10 %) • Gerbstoffe (2,4 – 4,5 %) • Flavonoide • Carotinoide • Kumarine • Xanthinderivate • Ascorbinsäure • α-Tokopherol • Hämolytisch aktive Peptide
Verwendete Bestandteile	Kraut mit Blüten (Violae tricoloris herba cum flore)
Wirkungen	Antiphlogistisch
Nebenwirkungen	Keine bekannt
Kontraindikationen	Keine bekannt
Indikationen (in Anlehnung an Monographie der Kommission E)	Äußerlich bei seborrhoischen Hauterkrankungen (Impetigo, Schorf, Akne, Neurodermitis) Volksmedizinisch auch bei Katarrhen der Luftwege, Keuchhusten, Pharyngitis sowie als „blutreinigendes" Mittel bei Rheuma, Gicht und Arteriosklerose
Fertigarzneimittel	Auszüge in Hautpflegemitteln (Salben, Cremes, Öle)
Literatur / klinische Studien	Schwarz-Schulz B. in Hager, H: Handbuch der pharmazeutischen Praxis, 5. Aufl., Band 6, 1148 – 1153; 1994

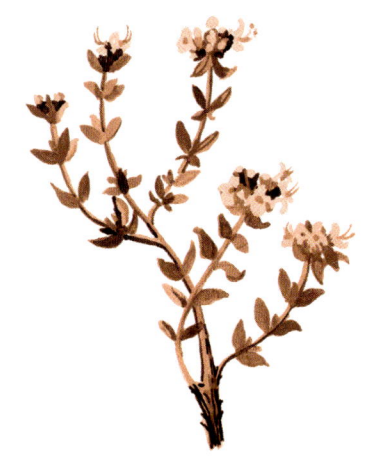

Thymian

Botanische Bezeichnung	*Thymus vulgaris* L.	
Familie	Lamiaceae	
Andere Bezeichnungen	Garten-Thymian, Welscher Thymian, Kuttelkraut, Marienbettstroh	
Charakteristik	• Aromatischer Zwergstrauch mit kleinen, elliptischen Blättern und hellvioletten Blüten in ährigen Quirlen • Frostempfindlich	
Inhaltsstoffe	• Ätherische Öle (1–2,5%) • Lamiaceengerbstoffe • Flavonoide • Triterpene • Biphenyle	
Verwendete Bestandteile	Kraut (Thymi herba)	
Wirkungen	• Expektorativ • Bronchospasmolytisch • Antiseptisch • Antibakteriell • Hyperämisierend • Desodorierend	
Nebenwirkungen	Keine bekannt	
Kontraindikationen	Keine bekannt	
Indikationen (in Anlehnung an Monographie der Kommission E)	Innere Anwendung: • Katarrh der oberen Luftwege • Bronchitis • Keuchhusten	Äußere Anwendung: • Unreine Haut, Ekzeme Volksheilkundlich: „Antibiotikum der armen Leute"
Fertigarzneimittel	Bestandteil vieler Externa, wie z.B. Plantago-Bronchialbalsam®	
Literatur/klinische Studien	Stahl-Bsikup E. in Hager, H: Handbuch der pharmazeutischen Praxis, 5. Aufl, Band 6, 980–990; 1994 Czygan F.-C., Hänsel R.: Kulturgeschichte und Mystik des Johanniskrautes. Z. Phytother. 14, 276–282; 1993	

Wermuth

Botanische Bezeichnung	*Artemisia absinthium*
Familie	Asteraceae
Andere Bezeichnungen	Wurmkraut, bitterer Beifuß, Absinth
Charakteristik	Bis 1 m hoher stark verzweigter stark aromatischer Halbstrauch; verbreitet in Mitteleuropa und Asien
Inhaltsstoffe	• Bitterstoffe (Sesquiterpenlactone) 0,15–0,4 % • Ätherisches Öl (Thujon) 0,2–1,5 %
Verwendete Bestandteile	Blätter (Absinthii herba)
Wirkungen	• Appetitanregend • Leicht hyperämisierend • Choleretisch • Spasmolytisch
Nebenwirkungen	Keine bekannt
Kontraindikationen	Keine bekannt
Indikationen (in Anlehnung an Monographie der Kommission E)	• Appetitlosigkeit • Dyspeptische Beschwerden • Dyskinesien der Gallengänge Volksmedizinisch bei Menstruationsbeschwerden, Blutarmut, sowie äußerlich bei Ekzemen und schlecht heilenden Wunden
Fertigarzneimittel	Digestivum-Hetterich®, Stomachysat® u.a.
Literatur / klinische Studien	Wegner K., PTA heute 13, 824–827, 1999 Proksch P., Wissinger-Gräfenhahn U. in Hager, H: Handbuch der pharmazeutischen Praxis, 5. Aufl, Band 4, 360–363; 1992

Zwiebel

Botanische Bezeichnung	*Allium cepa* L.
Familie	Liliaceae
Andere Bezeichnungen	Keine
Charakteristik	Sehr alte Kulturpflanze, die im Wesentlichen als Gemüse- und Würzpflanze angebaut wird
Inhaltsstoffe	• Allizinhomologe • Sulfinyldisulfide • Peptide • Flavonoide • Amine • Propanthialoxid
Verwendete Bestandteile	Zwiebel (Bulbus Cepae)
Wirkungen	• Antiphlogistisch • Antiseptisch • Karminativ • Diuretisch
Nebenwirkungen	Keine bekannt
Kontraindikationen	Keine bekannt
Indikationen	Es liegt keine Monographie der Kommission E vor Innere Anwendung: Vorbeugung gegen Infekte der oberen Luftwege Äußere Anwendung: • Linderung allergischer Reaktionen, z.B. nach Insektenstich • Zwiebelsäckchen bei Otitis media Volksheilkundlich: als Auflage bei Furunkeln, Warzen, Blutergüssen
Fertigarzneimittel	Keine

Literatur

1   Deutsches Arzneibuch, Deutscher Apotheker Verlag, Stuttgart, 2001.
2   Europäisches Arzneibuch. 4. Auflage, Deutscher Apotheker Verlag Stuttgart, 2002.
3   Pelikan W., Heilpflanzenkunde. Verlag am Goetheanum, Dornach / Schweiz 1999
4   Simonis W.C., Heilpflanzen und Mysterienpflanzen. VMA-Verlag, Wiesbaden 1991
5   The European Scientific Cooperative on Phytotherapy: www.escop.com
6   Wichtl M, Teedrogen und Phytopharmaka. 4. Auflage, Wissenschaftliche Verlagsgesellschaft Stuttgart, 2002.
7   Schilcher H, Kammerer S.: Leitfaden Phytotherapie, Urban & Fischer, München, 2003

3 Grundlagen der anthroposophischen Medizin

3.1 Historische Entwicklung

Da die **anthroposophische Medizin** gerade in den vergangenen 80 Jahren sowohl die äußerlichen Anwendungen als auch im speziellen die rhythmischen Einreibungen als wesentliches Standbein einer erweiterten Medizin etabliert und weiterentwickelt hat, soll im Folgenden etwas ausführlicher auf die Grundlagen anthroposophischer Medizin eingegangen werden. Aus dem Dargestellten soll das postulierte regulative und positiv lenkende Wirkprinzip dieser Anwendungen verständlicher werden.

Die anthroposophische Medizin gründet auf einer in ihren Grundlagen **sowohl inhaltlich als auch methodisch dargestellten Welt- und Menschenerkenntnis.** Dies unterscheidet sie wesentlich von den beiden anderen ebenfalls im SGB V gesetzlich verankerten „besonderen Therapierichtungen" Homöopathie und Phytotherapie.

Rudolf Steiner (1861–1925) entwickelte und beschrieb in rund 20 Büchern und mehreren tausend (meist schriftlich festgehaltenen) Vorträgen zu Beginn des 20. Jahrhunderts eine **Wissenschaft vom Menschen** (Anthroposophie), die neben der physisch-mineralischen Existenz des Menschen auch dessen seelische und geistige Aspekte berücksichtigt. Auf dieser Erkenntnis aufbauend wurden im weiteren Verlauf viele Felder des menschlichen Lebens und Arbeitens und darunter wesentlich auch die Medizin durch das Gedankengut der Anthroposophie erweitert und auf einer (geistes-)wissenschaftlichen Basis neu gestaltet.

„Anthroposophie ist (...) ausgegangen von den Bedürfnissen der Wissenschaftlichkeit selber, wie sich diese in unserem Zeitalter herausgebildet hat, nachdem sie ihren großen, gewaltigen Siegeszug durch die letzten drei bis vier Jahrhunderte vollendet hat. Anthroposophie ist aus dieser Wissenschaftlichkeit hervorgegangen, indem gleichzeitig versucht wurde, sorgsam einzugehen auf dasjenige, was befruchtend für den wissenschaftlichen Geist der Gegenwart die Goethesche Weltanschauung liefern kann." (Steiner, 7.4.1922)

1920 begann Steiner mit der systematischen Darstellung einer durch Anthroposophie erweiterten Medizin. Er hielt erstmals eine Reihe von Vorträgen, die sich ausschließlich an Ärzte und Medizinstudenten richtete (*„Geisteswissenschaft und Medizin"*). Zusammen mit der Ärztin Ita Wegmann (1876–1943) wurde in der Folge die anthroposophische Medizin sowohl in ihren theoretischen als auch praktischen Grundlagen entwickelt und dargestellt. 1925 erschien das von Steiner und Wegmann gemeinsam herausgegebene Grundlagenwerk der anthroposophisch-medizinischen Bewegung *Grundlegendes für eine Erweiterung der Heilkunst nach geisteswissenschaftlichen Erkenntnissen.* Zu Beginn dieses Buches wird betont, dass die Grundlage für eine Erweiterung der Medizin durch Anthroposophie eine wissenschaftlich-fundierte ärztliche Ausbildung sein muss:

„Nicht um eine Opposition gegen die mit den anerkannten wissenschaftlichen Methoden der Gegenwart arbeitende Medizin handelt es sich. Diese wird von uns in ihren Prinzipien voll anerkannt. Und wir haben die Meinung, dass das von uns Gegebene nur derjenige in der ärztlichen Kunst verwenden soll, der im Sinne dieser Prinzipien vollgültig Arzt sein kann."[1]

Gleichzeitig wird diese konventionell-wissenschaftliche Grundlage methodisch erweitert:

„Allein wir fügen zu dem, was man mit den heute anerkannten wissenschaftlichen Methoden über den Menschen wissen kann, noch weitere Erkenntnisse hinzu, die durch andere Methoden gefunden werden, und sehen uns daher gezwungen, aus dieser erweiterten Welt- und Menschenerkenntnis auch für eine Erweiterung der ärztlichen Kunst zu arbeiten. Eine Einwendung der anerkannten Medizin kann im Grunde gegen das, was wir vorbringen, nicht gemacht werden, da wir diese nicht verneinen."[1]

Die Grundlage für ein Verständnis der aus der Anthroposophie entwickelten Diagnose- und Therapieverfahren bildet die anthroposophische Menschenkunde.

3.2 Das anthroposophische Menschenbild

Drei-Gliederung des menschlichen Seins

Die anthroposophische Menschenkunde beschreibt den Menschen sowohl in seiner **physischen Existenz** (Leib; Bereich der naturwissenschaftlichen Medizin) als auch in seinem **seelischen und geistigen Sein**. Diese durch jeweils eigene Gesetzmäßigkeiten definierte Dreiheit menschlichen Seins bildet gleichzeitig eine sich gegenseitig durchdringende und zusammenwirkende Einheit. Im Fall einer Erkrankung ist diese Einheit bedroht bzw. in ihrem harmonischen Zusammenspiel gestört.

Diesem leiblich-seelisch-geistigen Leben des Menschen liegt ein ebenfalls dreigegliedertes funktionelles System zugrunde:

- **Nerven-Sinnes-System:** Es bildet die Grundlage der Denk- und Vorstellungstätigkeit, welche insbesondere im Wachbewusstsein stattfindet. Wenngleich im gesamten Körper Nerven- und Sinnestätigkeit anzutreffen ist, so findet sich die hauptsächliche Repräsentanz des Nerven-Sinnes-Systems im Kopf.
- **Rhythmisches System:** Seine leibliche Grundlage sind all diejenigen Vorgänge, die sich im Zusammenhang mit der Atmung, der Herzaktion und dem Kreislauf abspielen. Es bildet die Grundlage des Gefühlslebens und ist leiblich vorwiegend im Thorax angesiedelt. Für diese Vorgänge existiert ein allenfalls traumhaftes Bewusstsein.
- **Stoffwechsel-Gliedmaßen-System:** Dieser physisch in der unteren Körperhälfte repräsentierte Funktionszusammenhang bildet die Grundlage des Willenslebens. Für die eigentlichen Stoffwechselvorgänge (z. B. enzymatischer Abbau der Nahrungsstoffe) hat der Mensch kein Bewusstsein.

Vier-Gliederung der leiblichen Ebene

Die durch anthroposophische Medizin erweiterte Therapie setzt zunächst auf der leiblichen Ebene an. Die menschliche Leiblichkeit wird in der Anthroposophie auf vier Wirklichkeitsebenen, den so genannten **Wesensgliedern**, beschrieben. Erst in ihrem Zusammenspiel ermöglichen sie physisches menschliches Leben. Im Krankheitsfall sind diese Wesensglieder in ihrem Wechselspiel durch Dominanz oder Unterfunktion eines dieser Leibesglieder gestört. Der gewöhnlichen Wahrnehmung ist zunächst nur der physische oder Stoffleib zugänglich. Die übrigen Leibesglieder sind lediglich als Phänomene ihrer Tätigkeiten erleb- und wahrnehmbar.

Die Wirklichkeit dieser leiblichen Phänomene ist nur existent in ihrem Zusammenhang mit Seele und Geist. Deren differenzierte Darstellung möge der interessierte Leser der spezielleren anthroposophischen Literatur entnehmen.

Die vier Wesensglieder sind im Einzelnen:

- **Physischer Leib / Stoffleib:** Der physische Leib des Menschen bildet die Grundlage der menschlichen Gestalt mit all ihren festen Gewebe- und Organstrukturen. Er unterliegt vorwiegend den Gesetzen der Chemie und der Physik. Form und Dauerhaftigkeit als Charakteristika der mineralischen Welt beschreiben den Stoffleib in der Anatomie. Er wird gebildet aus den Vererbungskräften (u.a. Genetik) und erfährt im Laufe der individuell-menschlichen Entwicklung seine individuelle Ausprägung. Ohne den Einfluss der anderen Leibesglieder würde der physische Leib ganz den Gesetzen der mineralischen Welt verfallen, wie dies nach dem Tod des Menschen in der Verwesung geschieht.
- **Ätherleib / Lebensleib:** Er ist das den Stoffleib am Leben erhaltende Prinzip. Ausdruck seiner Tätigkeiten sind die für jeden wahrnehmbaren und insbesondere in der Physiologie beschriebenen Phänomene von Wachstum, Ernährung, Regeneration und Fortpflanzung. In der pflanzlichen Natur sind diese Vorgänge am stärksten und deutlichsten ausgeprägt. Vitalität und Gesundheit haben hier ihre Heimat. Zeitliche Abläufe (im Gegensatz zu den räumlichen der mineralischen Welt) charakterisieren die Tätigkeiten des Lebensleibes, den Steiner auch den Bilde-Kräfte-Leib nennt.
- **Astralleib / Seelenleib:** Mit der Tierwelt gemeinsam hat der Mensch seinen Seelenleib. Er ist in der anthroposophischen Literatur als der leibliche Träger der Seele beschrieben. Er lässt sich in seiner Konfiguration kaum noch in Begriffe fassen. Das eigentliche Leibesbewusstsein, welches sich z. B. in solchen Gefühlen wie

Schmerz, Lust, Hunger oder Durst äußert, wird durch den Empfindungsleib vermittelt. Die in ihm gründenden Instinkte – nicht selten hormonell beeinflusst bzw. gesteuert – sind immer auf Zukünftiges ausgerichtet.

- **Ich-Organisation:** Von allen Naturreichen ist nur dem Menschen eine eigene Individualität, eine Ich-Organisation eigen. Sie ist rein geistiger Natur und entzieht sich einer materiellen Betrachtung. Sie ist das dem Leib zugewandte und in diesen eingeschriebene geistige Prinzip, das jeden Menschen in seiner leiblichen, seelischen und geistigen Bedingtheit einzigartig macht und einem auch schon im Kind als Persönlichkeit entgegentritt. Das menschliche Wachbewusstsein hat seine Grundlage in der Ich-Organisation, während die übrigen Leibesglieder in absteigender Reihenfolge zunehmend schwächere Bewusstseinsstufen repräsentieren (bis hin zum Koma im physischen Leib).

Die hier kurz charakterisierten vier leiblichen Wesensglieder sind bis auf den Stoffleib bei der Geburt des Menschen noch nicht in vollem Umfang ausgebildet. In der kindlichen Entwicklung erobert und individualisiert sich der heranwachsende Mensch seine Leiblichkeit. Dies wird äußerlich am deutlichsten im Gestaltwandel vom Säugling über das Klein- zum Schulkind erlebbar. In dieser Lebensphase ist der Zahnwechsel ein entscheidender Meilenstein. Die nächsten großen Hürden in der Leibergreifung sind die Pubertät und schließlich der Eintritt in das Erwachsen-Sein. Das Wissen um diese sukzessive Geburt der einzelnen Leibesglieder ist wichtig für das Verständnis von oft krisenhaften biographischen Ereignissen, die sich nicht selten auch in Form einer Krankheit äußern.

Anthroposophisches Krankheitsverständnis

Gesundheit und Krankheit werden in der anthroposophischen Medizin demnach **als autonome Leistung des Individuums** gesehen. Dieses autonom orientierte Krankheitsverständnis (im Gegensatz zum heteronomen Krankheitsbegriff der konventionellen Medizin) lässt sich stichwortartig folgendermaßen zusammenfassen:

- Krankheitsverständnis durch synthetisches Erfassen der organismischen Eigengesetzlichkeiten;

- Krankheit ist Eigenleistung des Individuums im Wechselspiel mit der Umwelt;
- Orientierung an Befunden im Wechselspiel mit Befinden;
- Krankheitssymptome sind aktive Funktionsäußerungen des Organismus;
- Krankheit ist eine aktive, veränderte Gesamtleistung und Krankheitssymptome sind Ausgangspunkt für gelingende oder misslingende Selbstheilungsprozesse;
- Äußere Belastungen können zu aktiven Anpassungsleistungen und auch zu einem erhöhten Maß an Gesundheit führen.

Krankheitssymptome sind immer mit Selbstheilungsprozessen verbunden. Diese **Selbstheilungsprozesse** müssen unterstützt werden, um die richtunggebende Aktivität einer Erkrankung in den Gesamt-Lebenszusammenhang des erkrankten Menschen zu integrieren. Den Erkrankungen im Kindesalter wird in der anthroposophischen Medizin eine besondere Bedeutung zugemessen. Leibliche, seelische und geistige Entwicklung könne nur am Widerstand geschehen. Insofern wird die Frage gestellt, ob kindliche Entwicklung durch ein möglichst vollständiges Fehlen von Kinderkrankheiten überhaupt erreicht werden kann.

3.3 Therapeutischer Ansatz

In dem der anthroposophischen Diagnostik und Therapie zugrunde liegenden funktionalen Krankheitsverständnis spielt die Tatsache eine zentrale Rolle, dass Krankheitsprozesse ebenso Naturprozesse wie Gesundheit sind. Dies bedeutet, dass ein Prozess, der sowohl räumlich als auch zeitlich am *richtigen* Ort Gesundheit bedingt, am *falschen* Ort auftretend krankheitsbedingend sein kann. **Therapie als Unterstützung der regulativen Selbstheilungskräfte** des erkrankten Menschen bedeutet insofern im anthroposophischen Sinne die Einleitung eines Prozesses, der den pathologischen Prozess am *falschen* Ort wieder an den *richtigen* Ort führt und damit Entwicklung ermöglicht und ein höheres Maß an Gesundheit erreicht.

Therapie wird primär nicht als Beseitigung von Symptomen oder Normalisierung von normabweichenden Befunden verstanden. Vielmehr soll der erkrankte Mensch durch die gewählte Therapie befähigt werden, die individuell auftretenden disharmonischen Kräftewirksamkeiten wieder in den Gesamtzusammenhang des Organismus zu integrieren.

3.4 Äußere Anwendungen

Neben der innerlichen Verabreichung von Heilmitteln und künstlerischen Therapien kommen in der Praxis anthroposophischer Medizin auch Substanzen äußerlich zur Anwendung. Dies geschieht meist in Form von Wickeln, Auflagen oder Einreibungen. Viele dieser Anwendungen sind aus der traditionellen Naturheilkunde übernommen und unter den speziellen Gesichtspunkten der anthroposophischen erweiterten Medizin und Pflege weiterentwickelt worden. Allen äußeren Anwendungen gemeinsam sind folgende Gesichtspunkte (weitere Details ☞ 4, 5):

- Maßnahmen, um das Heilmittel in besonderer Form zur Wirksamkeit zu bringen;
- Anregung der Eigenaktivität des erkrankten Organismus (autonomes Krankheitskonzept);
- Durch regelmäßige Anwendung Rhythmisierung im Tages- und Erkrankungsverlauf;

- Intensivierung der Beziehung zwischen Krankem und den ihn Pflegenden.

Literatur

1 Steiner R., Wegmann I.; Grundlegendes für eine Erweiterung der Heilkunst nach geisteswissenschaftlichen Erkenntnissen; Rudolf Steiner Verlag, Dornach/Schweiz 1984
2 Fintelmann V, Intuitive Medizin – Einführung in eine anthroposophisch ergänzte Medizin. Hippokrates Stuttgart, 1987
3 Selg P, Vom Logos menschlicher Physis – Die Entfaltung einer anthroposophischen Humanphysiologie im Werk Rudolf Steiners, Dornach, 2000
4 Sieweke H, Gesundheit und Krankheit als Verwirklichungsformen menschlichen Daseins. Philosophisch-anthroposophischer, Dornach, 1967
5 Ritchie J., Wilkinson M., Gantley G., Feder Y., Formby J., A model of integrated primary care: anthroposophic medicine. London: National Centre for Social Research Department of General Practice and Primary Care, St Bertholomew's and the Royal London School of Medicine and Dentistry, Queen Mary, University of London, 2001
6 Selg P, Krankheit, Heilung und Schicksal des Menschen – über Rudolf Steiners geisteswissenschaftliches Pathologie- und Therapieverständnis, Dornach, 2004

4 Grundlagen von Hydro- und Thermotherapie

In den klassischen Naturheilverfahren werden Wickel und Auflagen der **Thermo-** und **Hydrotherapie** zugeordnet. Zu ihrer besonderen Stellung in der anthroposophischen Medizin ☞ 3. In der Substanzanwendung kommen zudem auch phytotherapeutische Prinzipien ☞ 2 zum Einsatz. Die Wirkungsweise von äußeren Anwendungen wird grundsätzlich über die Beeinflussung von körpereigenen Regulationsmechanismen und somit einer verstärkten Autoregulationsfähigkeit (Selbstheilungskräfte) erklärt.

Im Detail sind die physiologische Wirkung von Wickeln und Auflagen in vielen Fällen nicht bekannt. Prinzipiell wird die Wirkungsweise aus im Folgenden geschilderten grundlegenden Überlegungen dargestellt.

Physikalische Prinzipien

Der lokale Kälte- oder Wärmereiz führt über nervös reflektorische Bahnen zu einer Beeinflussung der Durchblutungssituation und der Wärmeverteilung des Organismus. Die therapeutischen Effekte sind abhängig von den physikalischen Eigenschaften des gewählten Mediums. Hierzu zählen Wärme-/Kältebildung, -leitung und -abgabe. Wasser kann den Effekt der Wärme- bzw. Kälteleitung verändern. Bestimmte Substanzen, wie z.B. Senfmehl, werden erst in Anwesenheit von Wasser und bei einer bestimmten Temperatur wirksam. Zu den erwünschten Wirkungsweisen durch physikalische Prinzipien zählen:

- Durchwärmung, Entspannung und Schmerzlinderung (durch heiße Wickel und Auflagen, mäßig temperierte Wickel und Auflagen, ☞ 8.3, 8.4);
- Entzündungshemmung und Abschwellung (durch kühlende Wickel, körperwarme Quarkauflage, ☞ 8.5);
- Durchblutungssteigerung und Steigerung der Immunabwehr (durch Lendenwickel nach Kneipp, ☞ 8.5).

Psychosozial-therapeutische Wirkung

Die Zuwendung, die mit einer äußerlichen Anwendung vermittelt wird, kann Gefühle wie Wohlbefinden und Geborgenheit auslösen und somit den Krankheitsverlauf positiv beeinflussen. Des Weiteren kommt der Patient während oder nach der Anwendung zur Ruhe, was sich zusätzlich beruhigend und entspannend auf Seele und Körper auswirken kann.

Phytopharmakologische Wirkung

Abhängig von der gewählten Substanz variiert die spezifische Heilwirkung von Entspannung oder Anregung bis zu einem Kälte- oder Frischegefühl. Die Wirksubstanzen werden je nach Art der Anwendung über die Haut resorbiert oder über die Atmung inhaliert. Bestimmte Substanzen setzen allein aufgrund ihrer Wirkstoffe einen lokalen Wärmereiz (Anwendungen mit hautreizenden Substanzen, ☞ 8.6), der eine Reaktion des Wärmehaushalts nach sich zieht.

Literatur

Augustin, Schmiedel: Leitfaden Naturheilkunde, Urban & Fischer Verlag, 2004

5 Grundlagen von Einreibungen / Massage

5.1 Historische Entwicklung

Weitere, in der äußeren Anwendung von traditionellen Heilverfahren zum Tragen kommende Wirkprinzipien, sind das der klassischen Massage, aber auch das der Einreibung mit Substanzen zugrunde liegende Prinzip.

Historisch sind beide Verfahren ähnlich alt und bewährt wie die Hydro- und Thermotherapie und die innere Anwendung von insbesondere pflanzlichen Substanzen (z. B. Tees). Die ältesten Wurzeln der Massage (meist in Verbindung mit Akupunktur) finden sich in China um 2500 v. Chr. Aber auch in den historischen Quellen ägyptischer, griechischer und römischer Medizin finden sich Hinweise auf die Anwendung von passiver rhythmischer Bewegung und topischer Anwendung von Substanzen.

Eine Neuentdeckung der Massage als *schwedische Massage* erfolgte am Übergang vom 18. ins 19. Jahrhundert durch Peter H. Ling (1776–1839). Zu Beginn des 20. Jahrhunderts wurden dann die so genannten viszerokutanen und viszeromuskulären Reflexe erstmalig beschrieben und in der Folge in der Weiterentwicklung verschiedener Massagetechniken angewandt. In diese Zeit fällt auch die Entwicklung der *rhythmischen Massage* durch Ita Wegmann, die in der anthroposophisch erweiterten Medizin und Pflege eine weite Verbreitung erfuhr (☞ 3). Zunehmende Nachfrage aus dem pflegerisch therapeutischen Bereich führte in den 70er-Jahren zu einer Weiterentwicklung der Rhythmischen Massage zur Rhythmische Einreibungen nach Wegmann/Hauschka (☞ 10.1).

5.2 Wirkungen

Prinzipiell werden auch hier wie in den anderen genannten Anwendungsbereichen körperliche Reaktionen hervorgerufen, insbesondere durch bestimmte (meist rhythmische) passive Bewegungen an der Körperoberfläche sowie mechanische Reize, bei Anwendung von nicht inerten Substanzen zusätzlich durch die substanzspezifischen Wirkungen (☞ 2.3).

Wesentliche Wirkungen, die der rhythmischen Einreibung und auch den meisten Massagetechniken zugeschrieben werden und die im Wesentlichen auch wissenschaftlich erforscht sind, sind:

- Körperliche Entspannung;
- Lokale Lösung von muskulären Verspannungen;
- Lokal analgetische Wirkung;
- Lokal verstärkte Durchblutung und Durchwärmung;
- Weiterleitung der lokalen Effekte über entsprechende viszerokutane und -muskuläre Reflexe auf betreffende innere Organe;
- Harmonisierung des vegetativen Nervensystems;
- Verbesserter Blut- und Lymphfluss;
- Ähnlich wie bei anderen äußeren Anwendungen hat auch die persönliche Zuwendung des „Therapeuten" (z. B. auch Angehörige die in die entsprechende Anwendung eingewiesen sind) eine wesentliche therapeutische Bedeutung.

In einer strukturphänomenologischen wissenschaftlichen Untersuchung hat Matthias Bertram[1] Schritte der Wirksamkeit äußerer Anwendungen in Form der rhythmischen Einreibungen nach Wegman/Hauschka beschrieben. Er zeigt, dass die äußere Anwendung Auslöser einer Reihe von individuellen Reaktionen sein kann. Als Grundmuster konnte er eine dreistufige aufeinander aufbauende Reaktionsweise beobachten:

- Zunächst führt die rhythmische Einreibung zu einem Lösen, einem „Loslassen der leiblichen Vergangenheitsfixierung".
- Im nächsten Schritt wird der erkrankte Mensch wieder eins mit sich selbst („Wiedereinssein", „Leibliches Aktualisieren des Wirklichkeitsbezugs").
- Schließlich gelangt er zu einem „Neuvermögen" und wird dazu befähigt, neue Wirklichkeitsformen zu praktizieren.

Bislang ist die wissenschaftliche Literatur zur Wirkung von äußeren Anwendungen sowohl im

Allgemeinen als auch im Speziellen ausgesprochen dürftig. Einige wenige Arbeiten sind nur als Manuskript verfügbar. Eine methodisch interessante und lesenswerte Arbeit zur rhythmischen Einreibung bei chronischem Schmerzen wurde von Thomas Ostermann publiziert.

Berücksichtigt man zusätzlich die mit den genannten Effekten verbundenen psychischen Effekte im Sinne von Wohlbefinden, Entspannung und allgemein verbesserter Lebensqualität, so ist eine positive Beeinflussung des Immunsystems im Sinne der Psycho-Immunologie nahe liegend. Ein entsprechender wissenschaftlicher Nachweis hierzu steht allerdings noch aus.

Literatur

1 Bertram M, Erforschung der Rhythmischen Einreibungen nach Wegmann/Hauschka – ein lebenswissenschaftliches Problem. Der Merkurstab 2004, 57 (4): 273–277.
2 Ostermann T, Blaser G, Bertram M et al., Rhythmic embrocation with Solum Öl® for patients with chronic pain – a prospective observational study. FACT 2003, 8 (1): 146.
3 Walach H, Klöpfer D, König M, Ludwig E, Wirkung und Wirksamkeit der Massage, Haug, Heidelberg 1995.

6 Wissenschaftlicher Bezug

6.1 Qualitätsanforderungen bei äußeren Anwendungen

Die Wirkung der bei einer äußeren oder auch inneren Anwendung (z.B. als Tee) verwendeten Pflanzenteile oder -inhaltsstoffe basiert auf dem Gehalt an pharmakologisch wirksamen Pflanzeninhaltsstoffen. In aller Regel enthalten sie die **ursprüngliche Substanzkombination** der entsprechenden Pflanze. Nach dem deutschen Arzneimittelgesetz (AMG) wird die Gesamtheit der Inhaltsstoffe als „wirksame Bestandteile" bezeichnet. In der Regel handelt es sich um eine oft komplexe Kombination verschiedener Pflanzeninhaltsstoffe. Nur in Einzelfällen kommen reine Monosubstanzen zur Anwendung.

Inhaltsstoffe

Man unterscheidet folgende Bestandteile bzw. Inhaltsstoffe von pflanzlichen Präparaten/Drogen zur äußeren oder inneren Anwendung:

- **Hauptinhaltsstoffe (Effektoren),** denen aufgrund experimenteller Untersuchungen die klinische Wirksamkeit zugeschrieben wird, z.B. Atropin der Tollkirsche;
- **Hauptinhaltsstoffe, die die Wirksamkeit mitbestimmen,** z.B. Flavone, Saponine;
- **Nebenwirkstoffe,** die oft zur Charakterisierung herangezogen werden (Leitsubstanzen), die aber keine nachgewiesene eigene pharmakologische Wirksamkeit besitzen, z.B. Viridiflorol in Pfefferminzöl;
- **Begleitstoffe,** die die Pharmakokinetik u.U. erheblich mit beeinflussen können (Koeffektoren), z.B. Saponine in Digitalis-Blättern.

Die hier getroffene Unterscheidung der verschiedenen Inhaltsstoffe ist insbesondere dann wesentlich, wenn aus den Ursprungssubstanzen Heilmittel zur inneren Anwendung hergestellt werden sollen. Wenn möglich, sollten die pflanzlichen Ausgangsstoffe, die später als traditionelle Mittel äußerlich oder innerlich eingesetzt werden, auf Schadstoffe, wie z.B. Insektizide, Aflatoxine und Radionuklide untersucht und bei Überschreitung von vorgegebenen Grenzwerten von der Weiterverarbeitung ausgeschlossen werden. Diese strengen Kriterien sollten zumindest für im Handel erhältliche mineralische und pflanzliche Salben, Öle, Drogen oder Pflanzenteile gelten. Selbstverständlich können insbesondere heimische Pflanzen (☞ 2.3) für den eigenen Gebrauch auch selbst gesammelt werden. Hierbei sollte aber insbesondere auf Folgendes geachtet werden:

- Keine geschützten Pflanzen ernten;
- Pflanzen nicht in besonders ausgewiesenen Schutzzonen (z.B. Naturschutzgebieten) ernten;
- Beachten, dass die Pflanzen nicht auf belasteten Böden (z.B. Brennnessel auf Industriebrachen) oder auf stark gedüngten Wiesen wachsen;
- Möglichst nur die benötigten Pflanzenteile ernten und nicht die ganze Pflanze ausreißen.

Arzneipflanzen

Um die Inhaltsstoffe möglichst exakt zu identifizieren bzw. zu definieren, werden für den pharmazeutischen Handel bestimmte Arzneipflanzen phytochemisch analysiert und die identifizierten Inhaltsstoffe im pharmakologischen Modell geprüft. Diese Modelle, die nicht zuletzt wichtig sind, um z.B. Kanzerogenitäts- und Mutagenitätstestungen durchzuführen, haben den entscheidenden Nachteil, dass hier mit teilweise exzessiven Dosierungen, die im Fertigarzneimittel niemals zur Anwendung kommen (können), Ergebnisse produziert werden, die so nicht auf den konkreten Patienten zu übertragen sind.

In der europäischen *Materia medica* sind etwa 400 phytotherapeutisch bedeutsame Pflanzen enthalten. Von diesen wiederum sind lediglich etwa 10% pharmazeutisch exakt untersucht. Von wenigen Ausnahmen abgesehen (z.B. Digitalisglykoside, Mistelpräparate) ist das derzeitige Phytotherapeutika betreffende pharmakologisch-experimentelle Wissen eher als fragmentarisch anzusehen.

Die genannten Qualitätsanforderungen gelten in gleichem Maße auch für nicht pflanzliche Stoffe, die insbesondere auch im Rahmen der anthroposophischen Medizin zur Anwendung kommen (beispielsweise Cuprum met. praep. 0,4% Ung. zur Fußeinreibung). Solche Salben können und dürfen nicht ohne pharmakologische Qualitätskontrollen (selbst) hergestellt werden. Bezüglich des Wirkprinzips stehen hier nicht pharmakologisch-experimentelle Erkenntnisse im Sinne von pharmakologisch wirksamen Einzelsubstanzen im Vordergrund. Vielmehr bildet die Ratio zur Anwendung solcher Substanzen die anthroposophische Welt- und Menschenerkenntnis (☞ 3).

Prinzipien der Anwendung

Voraussetzungen für den Einsatz der Hausmittel

- Eine eventuell notwendige ärztliche Untersuchung und Therapie darf dadurch nicht verzögert werden;
- Deshalb Einsatz nur im Rahmen der eigenen Erfahrung mit solchen Maßnahmen und kritischer Distanz dem eigenen Handeln gegenüber;
- Zu Beginn idealerweise Einsatz der Maßnahmen unter Anleitung eines darin Erfahrenen; wenn dies möglich ist, sollte man sich möglichst exakt an die hier gegebenen Handlungsanleitungen halten und nicht eigenmächtig davon abweichen;
- Beachtung der Kontraindikationen, Neben- und Wechselwirkungen (sofern vorhanden), ☞ 2.3;
- Beachtung der individuellen Situation des erkrankten Menschen (z. B. gestörtes Kalt-Warm-Empfinden, Unverträglichkeit von Wirkstoffen etc.);
- Auswahl geeigneter Pflanzen, Pflanzenteile, Fertigpräparate, in adäquater Dosierung;
- In Notfallsituationen als alleinige Therapie nicht ausreichend!

Prinzipielle Wirkweisen äußerer Anwendungen

- Oft große therapeutische Breite der eingesetzten Maßnahmen (d. h. eher weite Indikationsstellung);
- Umfangreiches Wirkungsspektrum;
- Wirksamkeit im Sinne der Beeinflussung übergreifender Regulationsvorgänge;
- Meist gute Verträglichkeit;
- Vorwiegend geringe oder nicht vorhandene unerwünschte Wirkungen.

6.2 Erkenntnismethoden zur wissenschaftlichen Erforschung äußerer Anwendungen

In Zeiten anhaltender Diskussionen knapper werdender Ressourcen und drohendem Kollaps des bundesdeutschen Gesundheitssystems werden zunehmend und ausnahmslos angemessene, zweckmäßige und wissenschaftlich anerkannte Behandlungsmethoden gefordert bzw. sogar gesetzlich verankert. So berechtigt diese Forderung für viele Bereiche sein mag, so sehr trifft sie doch auf den in diesem Buch dargestellten Bereich einer traditionellen und in aller Regel komplementär zum Einsatz kommenden Medizin und Pflege vordergründig nicht zu. Bei näherer Betrachtung zeigt sich jedoch, dass gerade der ergänzende Einsatz von traditionellen Verfahren helfen kann, zunehmend knapper werdende Ressourcen zu sparen. Kommen die hier dargestellten Verfahren doch oft bei Befindlichkeitsstörungen zur Anwendung, die nicht immer einen Arztbesuch erforderlich machen (obwohl deswegen der Großteil der Patienten zum Arzt geht). Die angewandten bzw. verbrauchten Materialien werden in der Regel nicht zu Lasten der gesetzlichen Krankenversicherung (GKV) verordnet, die Anwender sind in der Regel nicht Professionelle, die dafür von der Solidargemeinschaft bezahlt werden (z. B. Pflegedienst), sondern vielfach Angehörige und Freunde. So können die in diesem Buch dargestellten Maßnahmen im Einzelfall nicht nur dem Patienten, sondern auch dem Gesundheitswesen helfen.

Dennoch ist es unabdingbar, dass insbesondere auch komplementäre Hausmittel in ihrer Wirkungsweise, ihrem Wirkspektrum und in ihren Nebenwirkungen wissenschaftlich untersucht werden. Im Gegensatz zur modernen Pharmakotherapie, bei der Medikamente vor ihrer Zulassung einem strengen Zulassungsverfahren unterworfen sind und entsprechende wissenschaftliche Daten vorliegen müssen, ist die wissenschaftliche Datenlage für die komplementären Hausmittel bislang sehr dürftig.

Für die Anwendung phytotherapeutisch angewandter Substanzen und Heilmittel hat das damalige Bundesgesundheitsministerium 1976 im Rahmen der besonderen Therapierichtungen nach AMG die Kommission E damit beauftragt – anstelle des aus methodischen Gründen oft kaum zu erbringenden Wirksamkeitsnachweises, z.B. in Form von randomisierten, plazebokontrollierten Studien – für pflanzliche Heilmittel in so genannten Monographien das für die jeweiligen Drogen vorhandene wissenschaftliche Erkenntnismaterial zusammenzustellen und zu bewerten. Die letzte dieser 186 Positiv-Monographien wurde 1996 veröffentlicht. Für 111 Drogen gibt es Negativ-Monographien (keine ausreichenden Belege für die beanspruchte Anwendung oder zu großes Anwendungsrisiko). Leider sind die Monographien inzwischen nicht mehr immer auf dem neuesten wissenschaftlichen Erkenntnisstand. Nicht zuletzt dadurch gewinnen die auf europäischer Ebene auch noch aktuell erarbeiteten Monographien der European Scientific Cooperative on Phytotherapy (ESCOP) an Bedeutung. In den ESCOP-Monographien findet sich auch die jeweils wesentliche wissenschaftliche Literatur zu den monographierten Pflanzen. In den in Kapitel 2.3 dargestellten Heilpflanzen-Porträts wird teilweise aus den deutschen und europäischen Monographien zitiert.

Evidence based medicine (EBM) versus Cognition based medicine (CBM)

In der zunehmend von Leitlinien und Disease Management Programmen (DMP) geprägten *modernen* Medizin ist das oft mit Ausschließlichkeitsanspruch geforderte Erkenntnisinstrument die evidence based medicine (EBM), die vorliegende wissenschaftliche Daten nach einem hierarchischen System beurteilt. Als höchste Stufe wissenschaftlicher Erkenntnis gelten der randomisierte doppelblinde Versuch bzw. die Metaanalyse solcher Studien.

Oft vergessen wird die ursprüngliche Definition von David Sackett, dem Begründer der EBM:

„Die Praxis der EBM bedeutet die Integration individueller klinischer Expertise mit der bestmöglichen externen Evidenz aus systematischer Forschung. Die individuelle Expertise resultiert aus dem Können und der Urteilskraft, die Ärzte durch ihre Erfahrung und klinische Praxis erworben haben."

Die durch Sackett angestoßene und nachhaltig positiv beeinflusste Diskussion über allgemein

Tab. 6.2-1: Empfehlungen des Center for Evidence Based Medicine, University of Oxford

EMB-Grad	Empfehlung
IA	Evidenz aufgrund von übereinstimmenden Ergebnissen von Metaanalysen von randomisierten kontrollierten Studien (RCTs)
IB	Evidenz aufgrund mindestens einer RCT
IIA	Evidenz aufgrund von übereinstimmenden Ergebnissen von nicht kontrollierten Studien, z.B. Kohortenstudien
IIB	Evidenz von mindestens einer nicht-kontrollierten Studie, z.B. Kohortenstudie
IIIA	Evidenz aufgrund von übereinstimmenden Ergebnissen von nicht kontrollierten, nicht experimentellen Studien, z.B. Fall-Kontroll-Studien
IIIB	Evidenz aufgrund mindestens einer nicht kontrollierten, nicht experimentellen Studie, z.B. Fall-Kontroll-Studie
IV	Evidenz aufgrund von Fallbeobachtungen
V	Evidenz aufgrund von Expertenaussagen

verbindliche Beurteilungskriterien klinischer Forschung hat eine Reihe unübersehbarer Vorteile gebracht. Durch Offenlegung und freien Zugang der Information kann sich auch der praktisch tätige Arzt Informationen verschaffen, die ihn zu einem eigenständigen Urteil befähigen. EBM darf jedoch nicht dahingehend missverstanden werden, dass ausschließlich Therapien, die hohe Evidenzgrade nach EBM erreichen, in der konkreten Therapiesituation Anwendung finden können und dürfen.

Die Anwendung der Kriterien der EBM auf traditionelle Hausmittel stößt an erhebliche methodische Grenzen:

● Klinische Studien der EBM-Grade I und II erfordern meist sehr enge Ein- und Ausschlusskriterien. Wesentliche Begleiterkrankungen und individuelle Störgrößen werden notwendigerweise herausgefiltert, um ein möglichst homogenes und damit vergleichbares Kollektiv zu erhalten. Streng genommen gilt die so gewonnene Evidenz auch nur für im engeren Sinne vergleichbare Patienten.

● Die gemessenen Effekte sind in der Regel relativ kurzfristige Effekte; Langzeitbeobachtungen, die die Nachhaltigkeit therapeutischer Maßnahmen untersuchen, sind eher die Ausnahme.

- Innovative experimentelle/klinische Forschung privilegiert Arzneimittelstudien und High-Tech-Verfahren, an denen die Industrie ein genuines Interesse hat. Die unabdingbaren Wirksamkeits- und Nutzennachweise unter Alltags- und Praxisbedingungen der Versorgung erfordert aufwendigere Ansätze, für die finanzielle Mittel oft nicht in ausreichender Menge zur Verfügung stehen.
- Multifaktorielle, komplexe Zusammenhänge lassen sich in kontrollierten und randomisierten Designs kaum abbilden. Entsprechend komplexe Therapiesituationen sind mit den Methoden der EBM nicht immer sicher beurteilbar.
- Die Verbesserung der Befindlichkeit eines Menschen gerade durch äußere Anwendungen ist für diesen oft wesentlicher als die Veränderung von objektiv messbaren Parametern.
- Wünsche und persönliche Einstellungen (u.a. zu Gesundheit, Krankheit und Tod) des Patienten bzw. von Eltern sind in die Therapieentscheidung mit einzubeziehen.
- Der Versuch, die Persönlichkeit des eine äußere Anwendung durchführenden helfenden Menschen als subjektiven *Störfaktor* aus der Therapiesituation zu eliminieren, muss in der konkreten Anwendungssituation scheitern. Der Patient wünscht insbesondere bei chronischen Erkrankungen neben der Beseitigung eines Symptoms meist auch die konkret helfende menschliche Begegnung.
- **Konventionelle Therapieverfahren** beruhen in ihrer Erkenntnisgrundlage auf der Grundannahme einer **naturwissenschaftlich-objektivierenden Medizin** (Paradigma). Sie gehen davon aus, dass alle Naturgebilde und Naturvorgänge sozusagen vom Kleinsten her (Molekül, Gen etc.) kausal-analytisch bestimmt sind (Reduktionismus). Die Existenz einer gestaltbildenden Kraft sowie regulativer übergeordneter Vorgänge wird außer Acht gelassen. Der Effekt einer einzelnen, in der Regel chemisch definierten Substanz wird auf der molekularen, zellulären oder genetischen Ebene in sich schlüssig nachvollziehbar beschrieben.

Dem steht für viele **komplementäre Therapieverfahren** ein prinzipiell diametral entgegengesetztes Verständnis von gesund- und krank machenden Prozessen gegenüber. Vielen dieser Verfahren gemeinsam ist eine Sicht des Menschen als eine **integrierte Einheit von materiell-körperlichen und immateriellen Faktoren** (Leib, Seele, Geist). Anders ausgedrückt: Nicht die Krankheit, sondern der kranke Mensch wird behandelt. Insofern basieren viele komplementäre Therapiekonzepte auf einem system- und autonomieorientierten Organismusbegriff. Krankheit wird verstanden als eine Beeinträchtigung von Selbstregulationsvorgängen, die in späteren Krankheitsstadien durchaus auch zu strukturellen Beeinträchtigungen führen können. Die postulierten Wirkungen vieler komplementärer Therapieverfahren und insbesondere der hier dargestellten äußeren Anwendungen sind somit in erster Linie als regulative Wirkungen zu erfassen und häufig unspezifisch.

Um diesen besonderen Bedingungen der ohne Zweifel notwendigen weiteren wissenschaftlichen Bearbeitung der Wirksamkeit äußerer Anwendungen gerecht zu werden, eignen sich unseres Erachtens die Methoden der *cognition based medicine* (CBM), welche 2001 von Helmut Kiene erstmals veröffentlicht und seither in der wissenschaftlichen Praxis erprobt und methodisch weiterentwickelt wurden. CBM sei nicht als Alternative zu EBM, sondern als Weiterentwicklung und Ergänzung von EBM verstanden. Eine Kausalerkenntnis im Einzelfall ist möglich durch:

- Vorher-Nachher-Zeitverhältnis;
- Korrespondenz von Zeit- und Raummustern;
- Morphologische Korrespondenz;
- Dosis-Wirkungs-Korrespondenz;
- Prozessuale Korrespondenz;
- Dialogische Korrespondenz;
- Funktionelle Kausalgestalt;
- Funktioneller Therapieprozess.

Die wesentlichen methodischen Unterschiede zwischen EBM und CBM sind in Tab. 6.2-2 gegenübergestellt:

Tab. 6.2-2: Unterschiede EBM/CBM

EBM	CBM
Kohortenvergleich	Einzelfall
Externe Evidenz	Interne Evidenz

EBM	CBM
Therapeutische Erfahrung bedeutungslos	Therapeutische Erfahrung Voraussetzung
Klinisches Lernen anhand externer Evidenz	Klinisches Lernen anhand eigener Erfahrung
Keine Therapiefreiheit	Therapiefreiheit

Evidence based nursing (EBN)

Pflege als Wissenschaft und somit die Erforschung und Systematisierung der Pflege und des Pflegewissens in der Bundesrepublik Deutschland steckt, gegenüber anglo-amerikanischen und skandinavischen Ländern, sozusagen noch in den Kinderschuhen. Doch gerade in den letzten 30 Jahren hat sich das Bestreben, einen eigenständigen pflegewissenschaftlichen Gegenstand mit der Forderung, Erkenntnisse über Pflege und in der Pflege zu entwickeln, verändert.

Um berufliches Handeln in der Pflege auf wissenschaftlichen Erkenntnissen aufzubauen, bei gleichzeitiger Berücksichtigung der individuellen Patientensituation und -Willen, der besonderen Phänomene in der Pflege braucht es einer konstruktiven kritischen Auseinandersetzung mit Evidence in der Pflege.

Evidence-based Nursing (EBN), verstanden als Integration der derzeit besten wissenschaftlichen Belege in die tägliche Pflegepraxis, nicht ausschließlich orientiert anhand der Evidenzhierarchie, sondern unter Berücksichtung und Einbeziehung der Expertise der Pflegefachkräfte, der Sichtweisen und Ressourcen der Patienten und den strukturellen Gegebenheiten, kann eine Option sein, um pflegerisches Handeln zukünftig systematischer und konzeptgeleiteter zu gestalten.

Literatur

1 Antonovsky A, Salutogenese, Zur Entmystifizierung der Gesundheit; GVT-Verlag, Tübingen 1997.
2 Fintelmann V, Intuitive Medizin, Hippokrates Stuttgart, 2000.
3 Kiene H, Komplementäre Methodenlehre der klinischen Forschung. Cognition based medicine. Springer-Verlag Berlin, Heidelberg, New York, 2001
4 Sackett DL, Rosenberg WMC, Gray JAM, Haynes RB, Richardson WS, Evidence based medicine: what it is and what it isn't. Br Med J 1996, 312: 71–2.
5 The European Scientific Cooperative on Phytotherapy: www.escop.com.
6 Grypdonck, M.: Eine kritische Bewertung von Forschungsmethoden zur Herstellung von Evidenz in der Pflege. In: Pflege und Gesellschaft. 19. Jahrg 2004. Heft 2, S. 35–41.
7 Hanns, St.; Langer, G.: Evidence-based Nursing. Hallesche Beiträge zu den Gesundheits- und Pflegewissenschaften. 2. Jahrg 2003. Heft 1, S. 10.
8 Mayer, H.: Einführung in die Pflegeforschung. Wien 2002.
9 Schaeffer, D.: Pflegeforschung: aktuelle Entwicklungstendenzen und -herausforderungen. In: Pflege und Gesellschaft. 7, 2002. Jahrg, Heft 3, S. 73–79.

II Hausmittel von A–Z

7 Heilpflanzentees zur inneren und äußeren Anwendung

7.1 Zubereitung von Heilkräutertees

Einen besonderen Stellenwert nehmen in der Phytotherapie die medizinischen Tees ein. Hier wird der Tee nicht als Getränk, sondern als Heilmittel eingesetzt. Es kommen entweder einzelne Pflanzen(teile) oder eine rezeptierte Mischung zur Anwendung.

Eine Tee-Rezeptur besteht typischerweise aus:
- Grundmittel (Remedium cardinale);
- Adjuvans (verstärkt oder ergänzt die Wirkung des Grundmittels);
- Füllmittel (Konstituens);
- Geschmacksdrogen (Korrigens).

Bezüglich weiterer Details zur Rezeptur von Heilkräutertees sei auf die einschlägigen Lehrbücher zur Phytotherapie verwiesen.

Die Zubereitung des jeweiligen Tees ist abhängig vom genutzten Pflanzenanteil – Blüte (flos), Blatt (folium), Rinde (cortex), Wurzel (radix), Kraut (herba), Frucht (fructus) oder Samen (semen).

Da es sich bei den Pflanzenanteilen im pharmakologischen Sinne um eine Droge mit einer spezifischen Wirkungsweise handelt, ist die Art der Zubereitung und die Dosierung nicht beliebig! Unterschieden werden in der Zubereitung der Kräutertees:

- **Aufguss** (Infus): Übergießen der Droge mit kochendem Wasser und anschließendem Ziehenlassen.
- **Abkochung** (Dekokt): Abkochung der Droge mit Wasser mit abschließendem weiterköcheln.
- **Kaltansatz** (Mazerat): Ansetzen der Droge in kaltem Wasser, teilweise über mehrere Stunden. Geeignet bei Drogen, bei denen unerwünschte (toxische) oder hitzempfindliche Inhaltsstoffe durch das heiße Wasser in den Tee übergehen.

Bei der Zubereitung und Lagerung von Heilkräutertees sind einige Grundregeln zu beachten ☞ Tab 7.1-1.

Folgende weitere Aspekte sind beim Umgang mit Heilkräutern zu beachten:
- Aufbewahren der Tees in lichtgeschützten Glasgefäßen oder Weißblechdosen;
- Kühl und trocken lagern;
- Vor Sonneneinstrahlung schützen;
- Auf gute Qualität beim Kauf der Kräuter achten (Arzneidrogen aus der Apotheke);
- Möglichst ungesüßt verabreichen (v. a. Magen-, Darm-, Lebertees);
- Bei Zugabe von Honig den Tee erst auf Trinktemperatur abkühlen lassen, da die Inhaltsstoffe des Honigs sonst zerstört werden;
- Tees möglichst frisch zubereiten und zugedeckt ziehen lassen;
- Tees können einzeln oder als Kräutermischung (Rezeptur) zubereitet werden.
- Die Tab. 7.1-2 nennt einige Beispiele von wichtigen Kräutertees.

Tab. 7.1-1: Zubereitung der Tees

Blüten, Blätter	¼ bis 1 TL auf 150 ml Wasser	Mit kochendem Wasser überbrühen	1–2 min. zugedeckt ziehen lassen
Feste Blätter, Stängel	¼ bis 1 TL auf 150 ml Wasser	In kochendes Wasser geben	5 min. zugedeckt ziehen lassen
Stängel, Früchte, Samen, Rinden, Hölzer	¼ bis 1 TL auf 150 ml Wasser	Kalt ansetzen, teilweise über mehrere Stunden	10–15 min. köcheln lassen (Abkochung), vor dem Abseihen noch einige Minuten ziehen lassen
Zubereitung für äußere Anwendungen	1 TL bis 1 EL auf 500 ml Wasser	Je nach Pflanzenanteilen	i. d. R. 10–15 min. länger kochen als Trinktees

Tab. 7.1-2: Heilkräutertees
(zu Wirkungsweise und Anwendungsmöglichkeiten ☞ 2.3 Heilpflanzen-Porträts)

Heilkraut	Zubereitung für innere Anwendungen (Dosierung pro 150 ml kochendes Wasser)	Zubereitung für äußere Anwendungen
Ackerschachtelhalm, Schachtelhalm-Kraut (Equiseti herba)	½–1 TL 10–15 min. ziehen lassen, abseihen	1–2 EL auf 750 ml Wasser kalt ansetzen, 10–15 min. kochen, 15–20 min. ziehen lassen, abseihen
Anisfrüchte gequetscht (Anisi fructus)	¼–1 TL 5 min. ziehen lassen, abseihen	☞ Tab. 7.1-1
Birkenblätter (Betulae folium)	¼–1 TL 5–10 min. ziehen lassen, abseihen	☞ Tab. 7.1-1
Brennnesselkraut (Urticae Herba)	¼–1 TL 2 min. ziehen lassen, abseihen	☞ Tab. 7.1-1
Brombeerblätter (Rubi fruticosi folium)	1–2 TL 10–15 min. ziehen lassen, abseihen	☞ Tab. 7.1-1
Eichenrinde (Quercus cortex)	**Kaltansatz:** ½ TL geschnittene mit 150 ml kaltem Wasser ansetzen, kurz aufkochen, 5 min. ziehen lassen, abseihen **Abkochung:** 2–4 TL auf 250 ml Wasser ansetzen, kurz aufkochen, abseihen	2 geh. EL auf 1 l Wasser, kalt ansetzen, 12 h ziehen lassen, 30 min. kochen, abseihen
Fenchelfrüchte gequetscht (Foeniculi fructus)	½–1 TL 5 min. ziehen lassen, abseihen	☞ Tab. 7.1-1
Frauenmantelkraut (Alchemillae Herba)	1–3 TL 7–10 min. ziehen lassen, abseihen	☞ Tab. 7.1-1
Gänsefingerkraut (Potentillae anserinae herba)	1 TL 10 min. ziehen lassen, abseihen	☞ Tab. 7.1-1
Hagebuttenkerne oder -schalen (Rosae fructus oder pseudofructus)	½–1 TL 5 min. ziehen lassen, abseihen	☞ Tab. 7.1-1
Holunderblüten (Sambuci flos)	½–1 TL 2 min. ziehen lassen, abseihen	☞ Tab. 7.1-1
Johanniskraut (Hyperici herba)	½–1 TL 2 min. ziehen lassen, abseihen	☞ Tab. 7.1-1
Kamillenblüten (Matricariae flos)	**nur 3 Blüten!** 1 min. ziehen lassen, abseihen	1–2 TL auf 500 ml kochendes Wasser, 5 min. ziehen lassen, abseihen
Kümmelfrüchte (Carvi fructus)	½–1 TL 5 min. ziehen lassen, abseihen	☞ Tab. 7.1-1
Lavendelblüten (Lavendulae flos)	¼–1 TL 2–5 min. ziehen lassen, abseihen	Als Bad: 50–60 g Lavendelblüten mit 1 l Wasser überbrühen, 10 min. ziehen lassen, abseihen und dem Vollbad zugeben
Lindenblüten (Tiliae flos)	¼–1 TL 2 min. ziehen lassen, abseihen	☞ Tab. 7.1-1

Heilkraut	Zubereitung für innere Anwendungen (Dosierung pro 150 ml kochendes Wasser)	Zubereitung für äußere Anwendungen
Melissenblätter (Melissae folium)	¼–1 TL 2 min. ziehen lassen, abseihen	Als Bad: 20 g Melissenblätter mit 400 ml Wasser überbrühen, 10 min. ziehen lassen, abseihen und dem Vollbad zugeben
Pfefferminzblätter (Menthae piperitae folium)	¼–1 TL 2 min. ziehen lassen, abseihen	☞ Tab. 7.1-1
Ringelblumenblüten (Calendulae flos)	¼–1 TL 2 min. ziehen lassen, abseihen	1–2 TL 10 min. ziehen lassen, abseihen
Rosmarinblätter (Rosmarini folium)	¼–1 TL 2–4 min. ziehen lassen, abseihen	Als Bad: 50–60 g Rosmarinblätter mit 1 l Wasser überbrühen, 10 min. ziehen lassen, abseihen und dem Vollbad zugeben
Salbeiblätter (Salviae folium)	¼–1 TL 2 min. ziehen lassen, abseihen	Zur Mundspülung oder Teilbad: 1–2 TL auf 500 ml Wasser 10–15 min. ziehen lassen, abseihen, mehrmals tgl. den Mund ausspülen oder gurgeln
Schafgarbenkraut (Millefolii herba)	¼–1 TL 4 min. ziehen lassen, abseihen	2 TL auf 500 ml Wasser 7 min. ziehen lassen, abseihen
Stiefmütterchenkraut (Violae tricoloris herba)	¼–1 TL 2–5 min. ziehen lassen, abseihen	Als Bad: 2–3 EL mit 1 l Wasser überbrühen, 15 min. ziehen lassen, abseihen und dem Vollbad zugeben
Thymiankraut (Thymi herba)	¼–1 TL 2 min. ziehen lassen, abseihen	1–2 TL auf 500 ml Wasser, 10–15 min. ziehen lassen, abseihen
Wermutkraut (Absinthii herba)	1 Messerspitze in ein Sieb geben, kochendes Wasser durch das Sieb gießen	☞ Tab. 7.1-1

7.2 Vorschläge für Teemischungen

Die folgenden Teemischungen finden Sie zum Ausdrucken auf beiliegender CD.

Blasen- und Nierentee

- Schachtelhalmkraut (60 g), Brennnesselkraut (20 g), Birkenblätter (20 g);
- 1 TL Teemischung mit 150 ml Wasser übergießen, 10 min. abgedeckt ziehen lassen, abseihen;
- Mind. 1 l über den Tag verteilt warm trinken.

Erkältungswettertee zur Abwehrstärkung

- Holunderblüten (30 g), Hagebuttenfrüchte (20 g), Lindenblüten (30 g);
- 1 TL Teemischung mit 150 ml Wasser übergießen, 10 min. abgedeckt ziehen lassen, abseihen;
- Täglich 1–2 Tassen über den Tag verteilt trinken.

Fiebertee (→ schweißtreibend)

- Holunderblüten (30 g), Lindenblüten (30 g), Melissenblätter (20 g);
- Bei Bedarf zusätzlich: Kamillenblüten (40 g), Pfefferminzblätter (20 g);
- 1 TL Teemischung mit 150 ml Wasser übergießen, 10 min. abgedeckt ziehen lassen, abseihen;
- Im Fieberanstieg langsam und möglichst heiß trinken.

Frauentee (→ Menstruationsbeschwerden)

- Kamillenblüten (30 g), Melissenblätter (20 g), Gänsefingerkraut (20 g), Fenchelfrüchte (10 g), Schafgarbenblüten (20 g), Frauenmantelkraut (20 g);
- 1 TL Teemischung mit 150 ml Wasser übergießen, 10–15 min. abgedeckt ziehen lassen, abseihen;
- Bei Bedarf warm trinken.

Frauen-Beruhigungstee (→ bei klimakterischen Beschwerden)

- Melissenblätter (30 g), Johanniskraut (30 g), Frauenmantelkraut (20 g), bei Bedarf zusätzlich Hopfenzapfen (Lupuli strobulus, 10 g);
- 1 EL Teemischung mit 250 ml Wasser übergießen, 10 min. abgedeckt ziehen lassen, abseihen;
- 2 Tassen tägl. langsam trinken.

Gallentee

- Pfefferminzblätter (50 g), Melissenblätter (20 g), Fenchelfrüchte (20 g);
- 1–2 TL Teemischung mit 150 ml Wasser überbrühen, 5–10 min. abgedeckt ziehen lassen, abseihen;
- 3-mal täglich 1 Tasse warmen Tee kurz nach der Mahlzeit und vor dem Schlafengehen trinken.

Geburtsvorbereitungstee / Schwangerschaftstee

- Himbeerblätter (20 g), Frauenmantelkraut (20 g), Melissenblätter (20 g), Fenchelfrüchte (10 g);
- Weitere mögliche Teesorten: Johanniskraut, Brennnesselkraut, Scharfgarbenkraut, Ackerschachtelhalmkraut, Dillfrüchte (Anethi fructus);
- 1 TL Teemischung mit 150 ml Wasser überbrühen, 10 min. abgedeckt ziehen lassen, abseihen;
- 1 l über den Tag verteilt in Absprache mit der Hebamme oder dem Arzt trinken.

Gute-Nacht-Tee, Beruhigungstee

- Lavendelblüten (30 g), Melissenblätter (15 g), Johanniskraut (10 g);
- 1 TL Teemischung mit 150 ml Wasser übergießen, 2–5 min. abgedeckt ziehen lassen, abseihen;
- 1–2 Tassen zur Nacht warm trinken.

Hustentee

- Thymiankraut (30 g), Fenchelfrüchte (10 g), Anisfrüchte (10 g);
- Weitere mögliche Teesorten: Salbeiblätter, Huflattichblätter (Farfarae folium, 20 g);
- 1 TL Teemischung mit 150 ml Wasser übergießen, 2–5 min. abgedeckt ziehen lassen, abseihen;
- Nach Bedarf, mindestens 3 Tassen über den Tag verteilt warm trinken.

Magen-Darm-Tee (→ spasmolytisch und beruhigend)

- Fenchelfrüchte (20 g), Kamillenblüten (100 g) Kümmelfrüchte (20 g);
- 1 TL Teemischung mit 150 ml Wasser übergießen, 5–10 min. abgedeckt ziehen lassen, abseihen;
- Mehrmals tgl. 1 Tasse warm trinken.

Magentee bei Reizmagen mit Blähungen

- Fenchelfrüchte, Pfefferminzblätter, Melissenblätter zu gleichen Teilen (aa 20 g);
- Weitere mögliche Teesorten: Kalmuswurzelstock (Calami rhiz., 20 g);
- 1 TL Teemischung mit 150 ml Wasser übergießen, 5–10 min. abgedeckt ziehen lassen, abseihen;
- 2–3 Tassen über den Tag verteilt warm und schluckweise trinken.

Tee bei dyspeptischen Beschwerden

- Kümmelfrüchte, Fenchelfrüchte, Wermutkraut, Schafgarbenkraut zu gleichen Teilen (aa 25 g);
- 1 TL Teemischung mit 150 ml Wasser übergießen, 10 min abgedeckt ziehen lassen, abseihen;
- 1 Tasse vor jeder Mahlzeit trinken.

Milchbildungstee (→ laktationsfördernde Wirkung)

- Anisfrüchte (10 g), Fenchelfrüchte (20 g), Kümmelfrüchte (10 g), Brennnesselblätter (20 g);
- Weitere mögliche Teesorten: Dillfrüchte (Anethi fructus, 10 g);
- 1 TL Teemischung mit 150 ml Wasser übergießen, 10–15 min. abgedeckt ziehen lassen, abseihen;
- Mindestens 1 l über den Tag verteilt trinken.

Tee zum Abstillen (→ laktationshemmende Wirkung)

- Salbeiblätter (40 g), Holunderblüten (20 g), Lindenblüten (20 g);
- 1 TL Teemischung mit 150 ml Wasser übergießen, 10–15 min. abgedeckt ziehen lassen, abseihen;
- Mindestens 1 l über den Tag verteilt trinken.

Tee bei Entzündungen im Mund und Halsbereich

● Salbeiblätter, Ringelblumenblüten, zu gleichen Teilen (☞ Tab. 7.1-2 Heilkräutertees);
● Regelmäßig zum Gurgeln oder Spülen verwenden.

Windtreibender Tee (→ karminativ, spasmolytisch)

● Fenchelfrüchte, Kümmelfrüchte, Anisfrüchte, Kamillenblüten zu gleichen Teilen (aa 25 g) ☞ Tab. 7.1-2 Heilkräutertees;
● Ab dem 1. Lebensjahr, 1–3 Tassen warm und schluckweise trinken.

Literatur

1   Bachmann, Sandra: Äußere Anwendung/Physikalische Therapie. In: Schönau, Eckhard; Naumann, Emil; Längler, Alfred; Beuth, Josef (Hrsg.): Pädiatrie integrativ. Konventionelle und komplementäre Therapie. Urban & Fischer München 2005.
2   Laue, Birgit; Salomon, Angelika: Kinder natürlich heilen. Reinbek bei Hamburg 2003.
3   Pahlow, Mannfried: Das Große Buch der Heilpflanzen. Gesund durch die Heilkräfte der Natur. München 1993.
4   Saller, Reinhard: Phytotherapie: klinische, pharmakologische und pharmazeutische Grundlage. Heidelberg 1995.
5   Schilcher, Heinz; Kammerer, Susanne: Leitfaden Phytotherapie. 2. Aufl. Urban & Fischer, München 2003.
6   Sonn, Annegret; Bühring, Ursel (2004): Heilpflanzen in der Pflege. Bern.
7   Sitzmann, Franz (Hrsg.): Pflegehandbuch Herdecke. 3. vollst. überarb. und erw. Aufl. S. 376–410. Berlin, Heidelberg, New York 1998.

8 Wickel und Auflagen

8.1 Allgemeines

Begriffsklärung

- **Wickel:** zirkuläres Anlegen eines oder mehrerer Tücher um einen Körperteil (z. B. Bein, Brust); innerstes Tuch ist Substanzträger; je nach Indikation und Wirksubstanz ist es trocken oder feucht, warm oder kalt;
- **Auflage / Kompresse:** Begrenzung der Auflagefläche des Innentuchs auf eine bestimmte Körperpartie (z. B. Bauch, Rücken); Innentuch ist ebenfalls Substanzträger; Auflagen und Kompressen unterscheiden sich nur durch ihre Größe; Bezeichnung „Kompresse" bezieht sich auf kleine Flächen oder Organgebiete (z. B. Augen, Herz);
- **Packung:** Umhüllung des ganzen Körpers oder einzelner Körperabschnitte mit trockenen oder feuchten, kalten oder warmen Tüchern oder anderen guten Wärmeträgern (z. B. Schwitzpackung, Fangopackung);
- **Peloid:** Schlamm oder breiförmige Bäder und Packungen (z. B. Moor, Lehm);
- **Kataplasma:** Breiumschlag mit pastenartigen Mitteln, i. d. R. aus Pflanzenpulver oder Samen (z. B. Leinsamen).

Material

Man verwendet möglichst natürliche Fasern und kein synthetisches Gewebe (z. B. Baumwolle, Leinen, Seide und Wolle). Aus hygienischen Gründen werden Seiden und Wolltücher im stationären Bereich seltener eingesetzt. Ökonomisch sind auch Stoffreste, etwa aus alten Betttüchern. Wolle dient als Wärmespeicher und kann bis zu 30% seines Eigengewichts an Wasserdampf aufnehmen. Baumwolle hingegen saugt Wasser schnell auf und leitet Wärme schnell ab.

Aufbau eines Wickels

- Das **Innentuch** ist der Träger der Wirksubstanz. Die Größe richtet sich nach der gewünschten Auflagefläche. Für das Innentuch eignet sich Baumwolle oder Leinenstoff, evtl. auch Seide.
- Ein **Zwischentuch** ist je nach Art der Anwendung erforderlich. Es sollte das Innentuch überragen. Geeignet sind Baumwolle, Leinen und Frottiertücher.
- Das **Außentuch** bedeckt beide Tücher vollständig: Es sollte das Innentuch ca. 2–3 cm überragen. Das Außentuch wird i. d. R. zirkulär um den betroffenen Körperteil gewickelt. Wichtig hierbei ist das faltenfreie und dichte Anlegen des Außentuchs. Wolle, Frottier- oder dicke Moltontücher sind hier geeignet. Bei spezifischen Wickeln eignen sich auch Rohwolle oder Baumwollwatte (bei Ölkompressen) und Dusch- oder Badetücher.

Zusätzlich benötigtes Material

- Gummiwärmflaschen (kein kochendes Wasser einfüllen, maximal 60 Grad Celcius!) oder andere Wärmequellen (z. B. Rohwolle, ☞ 8.4, Kirschkernsäckchen) zum trockenen Erwärmen;
- Leinen- oder Frottiertücher als Auswringhilfe bei feucht-heißen Anwendungen;
- Lebensmittelechte Plastikbeutel oder Alufolie;
- Befestigungsmaterial (z. B. Pflaster, Schlauchverband);
- Schüssel;
- Haushaltskrepp oder Zellstoff, Kompressen;
- Messer, Gabel, Löffel oder Spatel.

Wirksubstanzen

Bei der Auswahl der Wirksubstanzen sollte auf den Reinheitsgrad und die Qualität der Ausgangsstoffe geachtet werden. Mögliche Substanzen:
- Heilpflanzentees (☞ 7)
- Öle (ätherische und fette)
- Samen (ganz oder gequetscht)
- Mehle bzw. Pulver
- Tinkturen und Essenzen
- Nahrungsmittel und Gewürze
- Salben

8.2 Anwendungsprinzipien

Allgemeine Vorbereitungen

- Altersentsprechende und verständliche Aufklärung des Patienten;
- Vor der Anwendung Patient zur Toilette schicken;
- Evtl. Vitalzeichenkontrolle (z.B. Puls-, Atemfrequenz, Blutdruck, Temperaturkontrolle);
- Material vollständig vorbereiten;
- Frisch gelüftetes und gut temperiertes Zimmer;
- Ruhige Umgebung, um eine ungestörte Nachruhe zu gewährleisten (kein Fernsehen, Telefon, Radio usw.);
- Sinnvolle Integration der Anwendung in den Tagesablauf;
- Einplanen von Zeit für die Nachruhe, um die beabsichtigte, indizierte Wirkung zu unterstützen (mindestens 15 min.);
- Sicherstellen, dass Patient sich bei Unwohlsein melden kann (evtl. Bettklingel).

Allgemeine Kontraindikationen

- Bekannte Überempfindlichkeit gegenüber der Substanz und Wärme bzw. Kälte;
- Offene Hautverletzungen, Hautirritationen in dem betroffenen Hautareal;
- Differenzialdiagnostisch unklare Situation;
- Sensibilitäts- und Durchblutungsstörungen.

8.3 Heiße Wickel und Auflagen

Heiße Wickel und Auflagen bewirken eine starke Durchblutung und Durchwärmung der oberen Hautschichten. Dieser intensive lokale Wärmereiz führt reflektorisch zu einer vermehrten Durchblutung in den tieferen Hautschichten bzw. Hautebenen und über die Head'schen Zonen zu den betreffenden Organen. Die erwünschten Wirkungseffekte sind lokale Lösung von muskulären Verspannungen und Entspannung.

> **!** • Aufgrund des intensiven lokalen Wärmereizes Indikationsstellung bei Säuglingen, Kleinkindern und Menschen mit Sensibilitätsstörungen genau prüfen (Verbrennungsgefahr!).

> • Kontraindiziert bei differenzialdiagnostisch unklaren Situationen und bei Fieber.

8.3.1 Feucht-heiße Wickel und Auflagen ☞ CD

Alle feucht-heißen Anwendungen werden i.d.R. nach dem gleichen Prinzip durchgeführt, die Unterschiede liegen in der Lokalisation und der Substanzauswahl. Die feucht-heißen Wickel können auch ohne pflanzliche Substanz angewendet werden. Die Zusätze erweitern und verstärken das therapeutische Wirkspektrum um ihre substanzspezifischen Wirkqualitäten.

Grundregeln

Material

- 500–750 ml kochend-heißes Wasser;
- Substanz (z.B. Tee, Essenz);
- 1 saugfähiges Baumwoll-Innentuch mindestens doppelt gefaltet, der erforderlichen Größe entsprechend;
- 1 Außentuch (z.B. Moltontuch);
- 1 Auswringtuch (z.B. Geschirrtuch für die heiße Kompresse);
- 1 ausreichend große Schüssel;
- Evtl. 2 Wärmflaschen (max. 60 °C), Kirschkernsäcken oder ähnliche Wärmequellen;
- Evtl. Haushaltshandschuhe;
- Befestigungsmaterial.

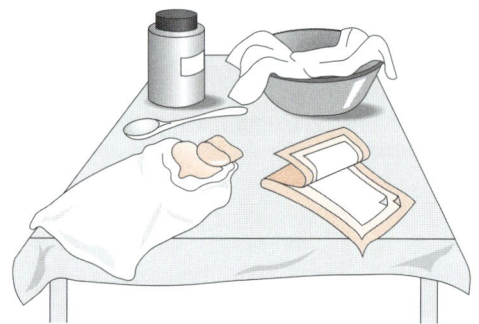

Abb. 8-1: Material

Durchführung

Das Innentuch auf die gewünschte Größe falten und von beiden Seiten zur Mitte hin aufrollen.

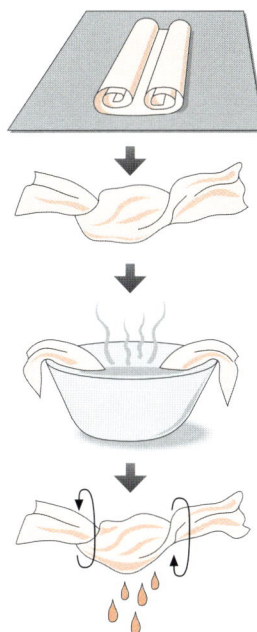

Abb. 8-2: Wringtechnik

Das aufgerollte Innentuch längs in das Wringtuch und diese Rolle so in die Schüssel legen, dass die Enden des Wringtuchs herausragen.

Mit heißem Wasser oder Heilpflanzentee übergießen, kurz durchziehen lassen und danach kräftig auswringen (evtl. mit Haushaltshandschuhen). Die Wärme wird umso besser vertragen, je stärker das Innentuch gewrungen wird. Zusätzlich wird die Wärme länger gehalten.

> **!** Verbrennungsgefahr: Bei kleinen Kindern und Menschen mit Sensibilitätsstörungen die Temperatur des Innentuchs zuvor an der Innenseite des eigenen Unterarms testen.

Das heiße Innentuch leicht geöffnet an die entsprechenden Hautpartien anfächeln, um die Haut an die Wärme zu gewöhnen. Sobald die Wärme akzeptabel ist, das Innentuch rasch und faltenfrei anlegen und mit dem Außentuch zügig und eng umwickeln. Ein Wärmeverlust soll dadurch vermieden werden. Sollte die Auflage als zu heiß empfunden werden, kann das Innentuch kurzzeitig etwas gelockert werden.

Bei Bauch-, Leber- oder Nierenanwendungen können die vorbereiteten Wärmequellen an die Flanken angelegt werden. Danach den Patienten gut zudecken.

> Das Arbeiten mit zwei Personen erleichtert das zügige Anlegen des Wickels.

Anwendungsdauer und Häufigkeit

- Das Innentuch bleibt ca. 20–30 min. liegen (so lange, wie es als angenehm empfunden wird). Danach das feuchte Innentuch entfernen und den Patienten ca. 30 min. nachruhen lassen. Material entsprechend sorgfältig reinigen und trocknen.
- Max. 2-mal tgl.

Zitronenhalswickel / -brustwickel ☞ CD

Anwendungs-gebiete	Beginnende Halsentzündung ohne Fieber, Bronchitis
Wirkungs-weise	Sekretionsanregend, abwehrstärkend, erfrischend, Stoffwechselprozesse harmonisierend
Kontraindikationen	☞ 8.2
Anwendungsdauer und Häufigkeit	☞ Grundregeln

Material

☞ Grundlagen;
- ½ unbehandelte, abgewaschene Zitrone;
- Messer, Gabel und Glas.

Durchführung

Um neben der Säure des Zitronensafts vor allem die in der Schale enthaltenen ätherischen Öle zu nutzen, empfiehlt es sich, die halbe Zitrone in die Schüssel zu legen und mit heißem Wasser zu übergießen. Die Schale mit dem Messer mehrmals einritzen und danach mit dem Glas ausdrücken. Dann mittels oben beschriebener Wringtechnik den Wickel auswringen und von vorn an den Hals anlegen.

> Bei einem Halswickel sollte das Innentuch die Wirbelsäule nicht überragen (der feuchte Wickel kann zu Verspannungen im Nackenbereich führen).

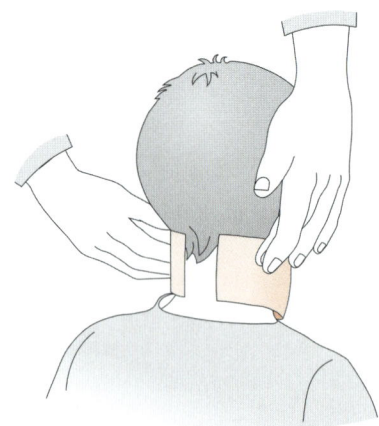

Abb. 8-3: Anlegen am Hals

Feucht-heiße Bauchauflage mit Kamille ☞ CD

Anwendungsgebiete	Bauchschmerzen durch Blähungen und Darmkrämpfe, Obstipation, Unruhezustände, Angstträume, Schlafstörungen, Menstruationsbeschwerden
Wirkungsweise	☞ 2
Kontraindikationen	☞ 8.2; Fieber; V.a. akut-entzündliche Prozesse (z.B. Blinddarmentzündung)
Anwendungsdauer und Häufigkeit	☞ Grundregeln

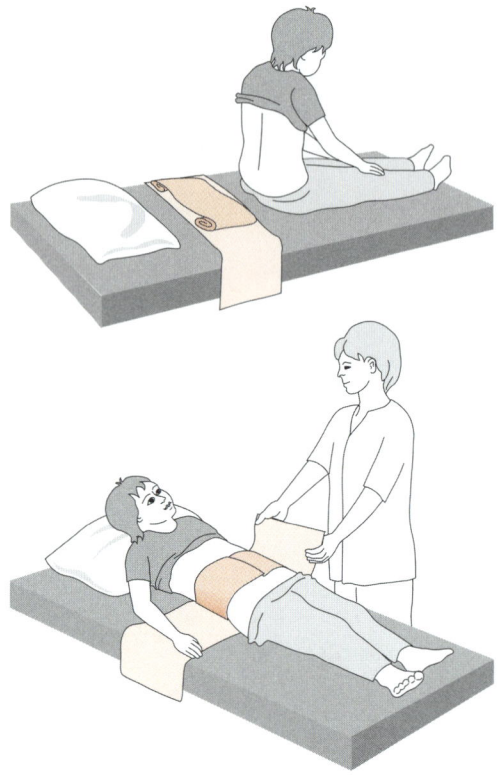

Abb. 8-4: Anlegen des Bauchwickels

Dampfkompresse

Anwendungsgebiete	Nacken und Schulterverspannungen, Bauchschmerzen durch Blähungen und Darmkrämpfe, Obstipation, Unruhezustände, Angstträume, Schlafstörungen, Menstruationsbeschwerden
Wirkungsweise	Je nach Substanz, ☞ 2
Kontraindikationen	☞ 8.2, V.a. akut-entzündliche Prozesse (z.B. Blinddarmentzündung)
Anwendungsdauer und Häufigkeit	☞ Grundregeln

Material

- ☞ Grundregeln;
- Kamillentee (1–2 TL Kamillenblüten mit 500 ml kochendem Wasser übergießen und max. 5 min. zugedeckt ziehen lassen);
- Evtl. Knierolle.

Durchführung

- Die Lagerung im Bett so angenehm wie möglich gestalten.
- Das vorgewärmte Außentuch unter den Unterkörper des Patienten legen.
- Das Innentuch der Bauchgröße entsprechend falten.
- Weiteres Vorgehen ☞ Grundregeln.

Material

- ☞ Grundregeln;
- 1 trockenes Baumwolltuch als Zwischentuch.

Durchführung

Vorgehensweise ☞ Feucht-heiße Bauchauflage mit Kamille; das heiße Innentuch zusätzlich in ein trockenes Baumwolltuch einschlagen und so auf die entsprechende Körperstelle (Nacken, Bauch etc.) auflegen; die so abgegebene Wärme wird in der Regel besser vertragen und ist daher besonders bei empfindlichen Patienten geeignet.

Leberkompresse mit Schafgarbe ☞ CD

Anwendungs-gebiete	Beschwerden im Leberbereich, kolikartige Beschwerden, Verdauungsbeschwerden, zur Anregung der Verdauungs- und Entgiftungsfunktion der Leber, Menstruationsbeschwerden
Wirkungs-weise	☞ 2
Kontraindika-tionen	☞ 8.2
Anwendungs-dauer und Häufigkeit	☞ Grundregeln

Material

- ☞ Grundregeln;
- Schafgarbentee (2 TL Schafgarbenkraut mit 500 ml kochendem Wasser übergießen und max. 7 min. zugedeckt ziehen lassen).

Durchführung

- ☞ Grundregeln;
- Das Innentuch der Lebergröße entsprechend falten. Das mit Schafgarbentee getränkte Innentuch gut ausgewrungen auf die Leberge-

gend auflegen und mit dem vorgewärmten Außentuch umwickeln;
- Anlegen auch als Dampfkompresse möglich, ☞ Dampfkompresse.

Feucht-heißer Arnikawickel ☞ CD

Anwendungs-gebiete	Als konservative Therapie bei Lumbago oder Ischialgie, als „Pulswickel" im Fieberanstieg, bei Unruhe, Übelkeit
Wirkungs-weise	☞ 2, Herz-Kreislauf harmonisierend
Kontraindika-tionen	☞ 8.2
Anwendungs-dauer und Häufigkeit	☞ Grundlagen

Material

- ☞ Grundlagen;
- 5–15 ml Arnika-Essenz (20 %ig);
- 250 ml heißes Wasser.

Durchführung

- ☞ Grundlagen;
- Arnika-Essenz in das heiße oder kalte Wasser geben;
- Für einen Pulswickel die gut ausgewrungenen Innentücher um die Pulsstellen an Hand- und Fußgelenken wickeln und mit dem Außentuch fixieren;
- Nach 10 min. die Tücher entfernen;
- Für eine kalte Anwendung die ausgewrungenen Umschläge auf die entsprechenden Hautstellen auflegen und fixieren.

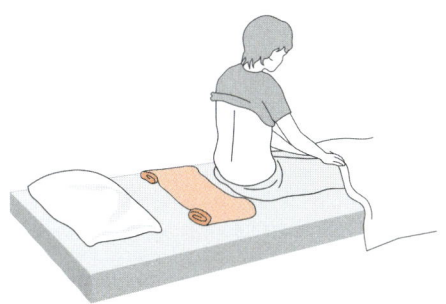
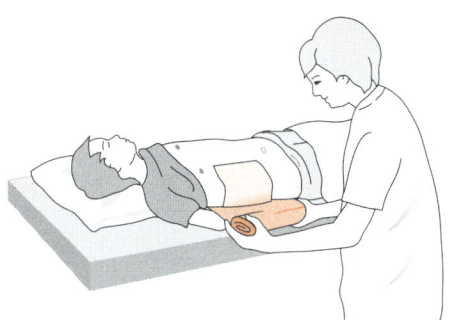

Abb. 8-5: Leberkompresse

- Bei akuten stumpfen Traumata, Hämatomen, Prellungen, Quetschungen und intakter Haut auch als kühle Umschläge oder Wickel möglich.
- Bei Rückenbeschwerden und Verspannungen ist insbesondere die Anwendung als Dampfkompresse zu empfehlen (☞ Dampfkompresse).

Nierenkompresse mit Schachtelhalm ☞ CD

Anwendungs-gebiete	Chronische oder abklingende akute Nierenerkrankungen, Funktionsschwäche der Nieren, Nierenkolik, Nierensteine
Wirkungs-weise	☞ 2
Kontraindika-tionen	☞ 8.2
Anwendungs-dauer und Häufigkeit	☞ Grundlagen

Material

- ☞ Grundlagen;
- 750 ml kaltes Wasser;
- 1 EL Schachtelhalmkraut.

Durchführung

- Das Schachtelhalmkraut im kalten Wasser ansetzen und 15–20 min. zugedeckt köcheln und weitere 15 min. ziehen lassen. Danach abseihen und in die Schüssel geben;
- Das vorgewärmte Außentuch unterhalb der Nierengegend des Patienten platzieren;
- Das Innentuch entsprechend falten;
- Weiteres Vorgehen ☞ Grundlagen.

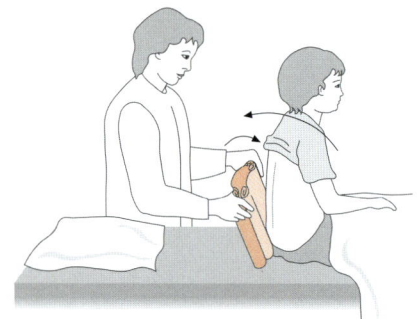

Abb. 8-6: Nierenkompresse

Brustkompresse mit Thymian ☞ CD

Anwendungs-gebiete	Entzündungen der Atemwege, Bronchitis
Wirkungs-weise	☞ 2
Kontraindika-tionen	☞ 8.2
Anwendungs-dauer und Häufigkeit	☞ Grundlagen

Material

- ☞ Grundlagen;
- Thymiantee (1–2 TL auf 500 ml Wasser, 10–15 min. ziehen lassen).

Durchführung

- Die Lagerung im Bett so angenehm wie möglich gestalten;
- Das vorgewärmte Außentuch unter den Oberkörper des Patienten legen;
- Das Innentuch dem Brustumfang entsprechend falten;
- Weiteres Vorgehen ☞ Grundlagen.

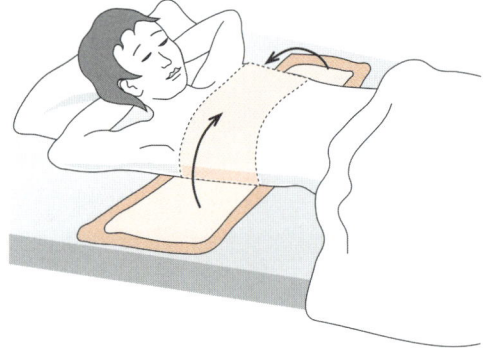

Abb. 8-7: Brustkompresse

Heiße Rolle

Anwendungs-gebiete	Verdauungsbeschwerden, zur Anregung der Verdauungsfunktion, Spannungsschmerzen (beispielsweise Rücken-, Nackenschmerzen), chronische rheumatische Beschwerden, Nervosität, Unruhe, Schlafstörungen

Wirkungs-weise	Spannungslösend, schmerzreduzie-rend
Kontra-indikationen	☞ 8.2; Vorsicht: Bei kleinen Kindern und Menschen mit Sensibilitätsstörun-gen ist die heiße Rolle aufgrund der Verbrennungsgefahr nicht indiziert!
Anwendungs-dauer und Häufigkeit	Ca. 15 – 20 min., ☞ Grundlagen

Material

- 5–6 Frottiertücher;
- 1 l kochendes Wasser.

Durchführung

- 4 Frottiertücher flach aufeinander legen.
- Das erste Tuch so einrollen, dass sich auf einer Seite eine trichterartige Vertiefung bildet und sich auf der Gegenseite eine spiralförmige Spitze abzeichnet ☞ Abb. 8-8.
- Das zweite Tuch in der gleichen Weise um das erste Tuch wickeln.
- Die beiden anderen Tücher jeweils straff um diese Rolle wickeln und festhalten.
- Das kochende Wasser langsam in den Trichter aus Frottiertüchern gießen. Es darf kein Wasser aus der Rolle tropfen!
- Das fünfte Tuch evtl. zusätzlich das letzte Tuch um die Rolle wickeln und halten.
- Sobald die Temperatur erträglich ist, die heiße Rolle vorsichtig, mit massierenden Bewegun-gen an die entsprechenden Körperstellen (Rü-cken, Bauch o. Ä.) rollen.
- Das äußere Tuch wird dabei langsam abgerollt und entgegengesetzt aufgerollt, sodass die Rolle gleichmäßig warm bleibt.
- Das innerste Tuch bleibt offen gefaltet auf der behandelten Körperstelle liegen.
- Danach das feuchte Innentuch entfernen und den Patienten ca. 30 min. nachruhen lassen. Material entsprechend reinigen und trocknen.

8.3.2 Trocken-heiße Wickel und Auflagen

Trocken-heiße Wickel setzen ebenso wie die feucht-heißen Wickel einen intensiven Wärme-

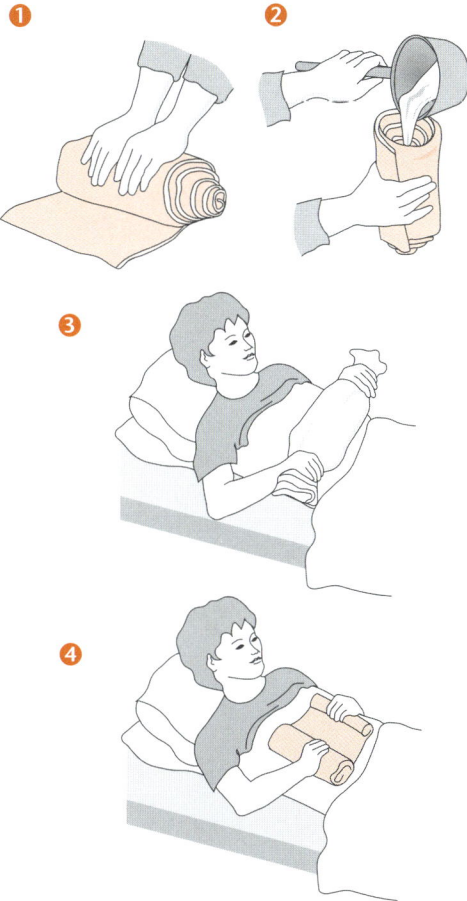

Abb. 8-8: Heiße Rolle

reiz, der von der erwärmten Substanz ausgeht. Anders als bei den feuchten Anwendungen wird die Wärme sehr lange gehalten.

> Aufgrund des intensiven und lang anhaltenden Wärmereizes nur unter guter Beobachtung anwenden.

Fangopackung ☞ CD

Anwendungs-gebiete	Spannungsschmerzen (z.B. Rücken-, Nackenschmerzen), chronische rheumatische Beschwerden
Wirkungs-weise	Spannungslösend, schmerz-reduzierend

Kontraindika-tionen	☞ 8.2; Vorsicht: Bei kleinen Kindern und Menschen mit Sensibilitätsstörungen ist die Fangopackung aufgrund der Verbrennungsgefahr nicht indiziert!
Anwendungs-dauer und Häufigkeit	30–60 min., danach die Hautstelle mit einem neutralen Öl leicht massieren und wieder gut zudecken, 30–60 min. Nachruhe, 1-mal tgl.

Material

- Fangokompresse (in der Apotheke erhältlich);
- Zwischen- und Außentuch;
- Schüssel mit heißem Wasser.

Durchführung

- Fangopackung in heißem Wasser erwärmen, durchkneten, danach wieder glatt streichen.
- Die heiße Kompresse an die entsprechende Körperstelle anlegen, dabei auf eine für den Patienten angenehme Temperatur achten.
- Nach ca. 1–2 min. nach Anlegen der Kompresse das Zwischen- und Außentuch straff umwickeln, da die intensive Wärme der Fangokompresse sich erst später entfaltet!

Kartoffelauflage ☞ CD

Anwendungs-gebiete	Spannungsschmerzen (z. B. Rücken-, Nackenschmerzen), chronische rheumatische Beschwerden, Halsschmerzen, Bronchitis
Wirkungs-weise	Spannungslösend, schmerzreduzierend
Kontraindika-tionen	☞ 8.2
Anwendungs-dauer und Häufigkeit	Mindestens 30 min., so lange die Auflage als angenehm empfunden wird, 30–60 min. Nachruhe, 1-mal tgl., so lange die Beschwerden anhalten

Material

- 500 g ungeschälte weichgekochte Kartoffeln;
- Brettchen;
- Innentuch, 2–3-mal so groß wie die gewünschte Auflagefläche;
- Zwischen- und Außentuch;
- Klebestreifen.

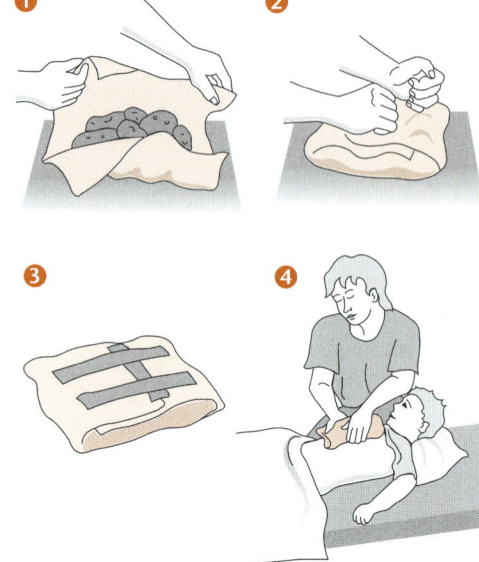

Abb. 8-9: Kartoffelauflage

Durchführung

- Die ungeschälten weichgekochten Kartoffeln abgießen und abdampfen lassen. Dann auf das Innentuch legen und mithilfe des Brettchens zerdrücken.
- Die zerdrückten Kartoffeln in das Innentuch einschlagen und das Päckchen mit Klebestreifen fixieren.
- Die heiße Kompresse an die entsprechende Körperstelle anlegen, dabei die richtige Temperatur abpassen.
- Die Kompresse mit dem Zwischen- und Außentuch bedecken.

> **!** Die frisch gekochten Kartoffeln halten sehr lange die Temperatur und sind zu Beginn und auch während der Behandlung sehr heiß! Die Temperatur vor und während des Anlegens kontrollieren.

Heublumensäckchen / -auflage ☞ CD

Anwendungs-gebiete	Spannungsschmerzen, Muskel- und Gelenkschmerzen
Wirkungs-weise	Durchblutungs- und stoffwechselanregend

Kontraindika-tionen	☞ 8.2
Anwendungs-dauer und Häufigkeit	Beliebig lang; Heublumen können 2–3-mal wieder erwärmt werden

Material

Ein mit Heublumen gefüllter Baumwollbeutel (in Apotheke und Reformhaus erhältlich).

Durchführung

- Das Heublumensäckchen mit Wasserdampf erwärmen und an die schmerzenden Körperstellen anlegen.
- Mit einem Außentuch abdecken und befestigen.

Leinsamenkompresse / Kataplasma ☞ CD

Anwendungs-gebiete	Chronische Stirn- oder Nebenhöhlenentzündung (Sinusitis), Rückenschmerzen durch Muskelverspannungen, als konservative Therapie bei Lumbago oder Ischialgie, Muskel- und Gelenkschmerzen, bei lokalen Entzündungen
Wirkungs-weise	Spannungslösend, schmerzreduzierend
Kontraindika-tionen	☞ 8.2, Heuschnupfen, allergisches Asthma
Anwendungs-dauer und Häufigkeit	Mindestens 30 min., so lange die Auflage als angenehm empfunden wird, 30–60 min. Nachruhe, 1-mal tgl. so lange die Beschwerden anhalten

Material

- Ca. 30–50 g geschrotete Leinsamen (in Apotheke und Reformhaus erhältlich); entspricht 3 EL für ca. 10 × 10 cm Auflagefläche;
- 300–500 ml Wasser;
- Löffel, Kochtopf und Herd;
- 1 dünnes Baumwolltuch (Mullkompressen 10 × 10 cm, Stofftaschentuch);
- Zwischen- und Außentuch;
- Baumwollwatte oder Wolle.

Durchführung

- Geschrotete Leinsamen und Wasser in den Kochtopf geben.

- Langsam bei niedriger Temperatur ausquellen lassen, bis ein zäher Brei entsteht.
- Den heißen Brei – der gewünschten Größe entsprechend – auf die Mullkompressen geben, zu einem Päckchen falten und mit dem Zwischentuch umwickeln.
- Die Kompresse auf die betroffene Stelle vorsichtig aufgelegen (→ **Verbrennungsgefahr!**) und mit dem Außentuch abdecken und fixieren.
- Die Baumwollwatte oder Wolle als zusätzlichen Wärmespeicher auflegen.

8.4 Mäßig temperierte Wickel und Auflagen

Im Gegensatz zu dem intensiven Wärmereiz bei den feucht-heißen Anwendungen steht bei den nachfolgenden Anwendungen eine milde sowie lang anhaltende Durchwärmung im Vordergrund.

> Mäßig temperierte Wickel und Auflagen sind besonders geeignet bei Säuglingen, Kleinkindern und Patienten mit Sensibilitäts- oder Wahrnehmungsstörungen.

Ölwickel / Ölauflage ☞ CD

Aufgrund des angenehmen Geruchs der jeweiligen Heilsubstanz und der milden Wärme sind Ölanwendungen eine besonders bei Kindern und älteren Menschen beliebte äußere Anwendung. Das angewendete Öl besteht normalerweise aus einem neutralen pflanzlichen Öl (beispielsweise Oliven-, Mandel-, Sonnenblumen- oder Erdnussöl) als Trägersubstanz und einem ätherischen Öl. Das neutrale (oder auch fette Öl genannt) dient als Wärmespeicher, das ätherische Öl wird darin verdünnt.

Anwendungs-gebiete	Je nach verwendetem Öl ☞ Tab. 8.4-1
Wirkungs-weise	Je nach verwendetem Öl ☞ Tab. 8.4-1, die Wirkstoffe werden über die Haut, die Atmung (Inhalation) und den Geruchssinn (Aromatherapie) aufgenommen.

Kontraindika-tionen	☞ 8.2; Verträglichkeit des Öls zuvor an einer Hautstelle des Patienten testen. Das Öl ist kontraindiziert bei auftretendem Juckreiz oder Rötungen. Mentholhaltige Öle (Pfefferminze, Eukalyptus) sind bei Säuglingen aufgrund von potenziell auftretenden Atembeschwerden kontraindiziert!
Anwendungs-dauer und Häufigkeit	1–2-mal tgl., vorwiegend zur Nacht, ein bis mehrere Stunden

- Reinheitsgrad des Öls beachten, um Hautirritationen zu vermeiden.
- Niemals unverdünnte ätherische Öle benutzen.

Material

- Verdünntes ätherisches Öl (2%ig bis max. 10%ig ☞ Tab. 8.4-1);
- 1 doppelt gefaltetes Baumwolltuch entsprechend der gewünschten Körperfläche;
- 1 Außentuch;
- 1 lebensmittelechter Plastikbeutel oder Alufolie;
- 1–2 Wärmflaschen (max. 60 °C);
- Evtl. Baumwollwatte oder Rohwolle und 1 Mullkompresse (10 × 10 cm).

Durchführung

- Das doppelt gelegte Baumwolltuch mit dem Öl beträufeln und gefaltet in den Plastikbeutel legen.

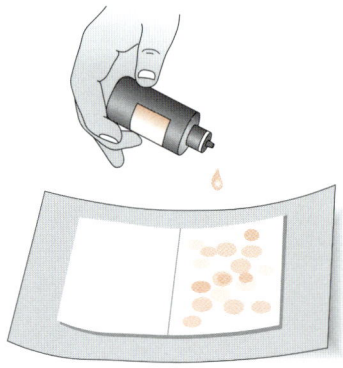

Abb. 8-10: Ölwickel

- Das Paket wird auf der gefüllten Wärmflasche erwärmt und auf die entsprechenden Körperstellen aufgelegt.
- Das vorgewärmte Außentuch zügig um das Innentuch wickeln und fixieren. Eine Schicht aus Baumwollwatte wird mit der Mullkompresse umwickelt und kann als zusätzliche Wärmespeicher auf das Außentuch aufgelegt werden.
- Der Ölwickel kann mehrere Male erwärmt werden; regelmäßig mit neuem Öl beträufeln (da ätherische Öle leicht flüchtig sind) und zwischenzeitlich luftdicht aufbewahren.

Salbenkompressen, Auflagen mit Pflanzensalben ☞ CD

Anwendungs-gebiete	Je nach verwendeter Salbe ☞ Tab. 8.4-2
Wirkungs-weise	Stärkung und Harmonisierung der Organfunktionen, je nach verwendeter Salbe ☞ Tab. 8.4-2
Kontraindika-tionen	☞ 8.2, Unverträglichkeit gegen die Salbengrundlagen
Anwendungs-dauer und Häufigkeit	1–2-mal tgl., vorwiegend zur Nacht, mindestens 2 h, evtl. über Nacht, bei luftiger Aufbewahrung der Kompresse Benutzung bis zu 10 Tagen möglich

Material

- Verordnete Salbe;
- 1 doppelt gefaltetes Baumwolltuch entsprechend der gewünschten Körperfläche;
- 1 Außentuch;
- Spatel oder Messer;
- 1 Wärmflasche (max. 40 °C).

Durchführung

- Messerrückendick (1–2 mm) auf das Baumwolltuch aufstreichen, bis ein fettiger glänzender Spiegel entsteht.
- Täglich nachstreichen.
- Angewärmten Salbenlappen auf die entsprechende Hautstelle auflegen und mit dem Außentuch fixieren.

Tab. 8.4-1: Ätherische Öle und ihre Wirkungsweisen (siehe hierzu auch 2.3 Heilpflanzen-Porträts)

Substanz	Verdün-nung	Allgemeine Wirkungs-weise	Anwendungsgebiete	Mögliche Lokalisation
Arnika (*Arnica montana* L.)	10%	Antiphlogistisch, anti-septisch, wundhei-lungsfördernd, granu-lationsfördend	Stumpfe Verletzungen, Prel-lungen, Zerrungen Häma-tome, schmerzhafte Muskel-verhärtungen, subakute und chronisch-entzündliche Gelenkerkrankungen	Schmerzendes Haut-areal
Eisenhut (*Aconitum napellus* L.)	2%	Schmerzlindernd	Nervenschmerzen (Neural-gien), Knochenschmerzen	Schmerzendes Haut-areal
Eukalyptus (*Eucalyptus globulus* Labill.)	2%	Antimikrobiell, sekret-lösend, spasmolytisch	Harnverhalt, Blasenentzün-dung, Halsschmerzen	Unterbauch, Blase, Hals
Fenchel (*Foenicum vulgare* Miller)	5–10%	Spasmolytisch, sekret-lösend	Blähungen (Meteorismus)	Unterbauch
Johanniskraut (*Hypericum perforatum* L.)	2–10%	Beruhigend, schmerz-lindernd, durchwär-mend, antidepressiv	Nervenschmerzen, Span-nungsschmerzen	Schmerzendes Haut-areal
Kümmel (*Carum carvi* L.)	2–5%	Spasmolytisch, karmi-nativ, antimikrobiell	Blähungen (Meteorismus), Koliken	Unterbauch
Kamille (*Chamomilla recutita* L.)	5–10%	Spasmolytisch, karmi-nativ, beruhigend, anti-mikrobiell	Blähungen, Koliken, Unruhezustände	Unterbauch
Lavendel (*Lavandula angustifolia* Mill.)	2–10%	Beruhigend, entspan-nend, entkrampfend, harmonisierend	(Spastische) Bronchitis, Reizhusten	Thorax
Melisse (*Melissa officinalis* L.)	5%	Beruhigend, karmina-tiv, spasmolytisch	Menstruationsbeschwer-den, nervöse Magen-Darm-Beschwerden	Unterbauch
Pfefferminze (*Mentha piperita* L.)	2%	Spasmolytisch, karmi-nativ, kühlend, erfri-schend	Spannungskopfschmerz, Migräne	Stirn, Nacken
Thymian (*Thymus vulgaris* L.)	2%	Spasmolytisch, antimi-krobiell	Bronchitis, Pertussis, starker Reizhusten	Brust (Sternumbe-reich)
Ringelblume (*Calendula officinalis* L.)	10%	Antiphlogistisch, anti-septisch wundheilungs-fördernd, granulations-fördernd, lymphabflussfördernd	Subakute entzündliche Hautprozesse	Betroffene Stellen
Rosmarin (*Rosmarinus officinalis* L.)	2%	Anregend, durchwär-mend	Durchblutungsstörungen, niedriger Blutdruck	Extremitäten, Ober-bauch
Zitrone (*Citrus limon* L.)	2%	Strukturierend, gewebe-straffend, kräftigend, erfrischend	Halsschmerzen	Hals

Tab. 8.4-2: Salbenkompressen bzw. -auflagen (siehe hierzu auch 2.3 Heilpflanzen-Porträts)

Substanz	Zubereitung	Allgemeine Wirkungsweise	Anwendungsgebiete	Mögliche Lokalisation
Arnika (*Arnica montana* L.)	Salbe oder Gel 10 %	Antiphlogistisch, antiseptisch, wundheilungsfördernd, granulationsfördernd	Stumpfe Verletzungen (Prellungen, Zerrungen, Quetschungen), Hämatome	Schmerzhafte Stellen
Ringelblume (*Calendula officinalis* L.)	Salbe oder Gel 10 %	Antiphlogistisch, antiseptisch, wundheilungsfördernd, granulationsfördernd, lymphabflussfördernd	Prellungen, Verletzungen, Ekzeme, verzögerte Wundheilung	Betroffene Stellen
Sauerklee (*Oxalis acetosella* L.)	10 %	Beruhigend, spasmolytisch	Nervöse Störungen im Magen-Darm-Bereich, nach traumatischen Erlebnissen	Bauch, Oberbauch
Meerrettich (*Armoracia rusticana* P. Gärtn.)	Salbe 10 %	Schleimlösend, schmerzlindernd	Stirn-, Nebenhöhlenentzündung (Sinusitis), Kopfschmerzen, beginnende Migräne	Stirn, Nacken **Cave:** Meerrettich kann zu Reizung der Schleimhäute führen!

Herzsalbenkompresse

Anwendungsgebiete	Anregung und Harmonisierung des Herzens, Unruhezustände
Wirkungsweise	Beruhigend, entspannend
Kontraindikationen	☞ 8.2, Unverträglichkeit gegen die Salbengrundlagen
Anwendungsdauer und Häufigkeit	1 – 2-mal tgl., vorwiegend zur Nacht, mindestens 2 h, evtl. über Nacht, bei luftiger Aufbewahrung der Kompresse Benutzung bis zu 10 Tagen möglich

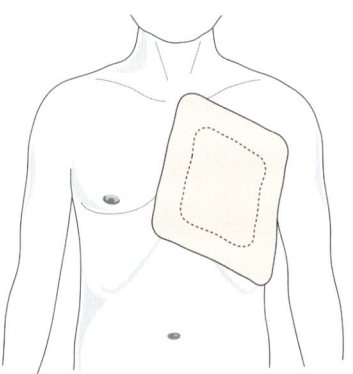

Abb. 8-11: Herzsalbenkompresse

Material

- ☞ Salbenkompressen;
- Salbe nach Verordnung.

Durchführung

☞ Salbenkompressen.

Bienenwachskompresse

Anwendungsgebiete	Schmerzen in Muskulatur und Gelenken, rheumatoide Beschwerden, Bronchitis
Wirkungsweise	Tiefe, lang anhaltende Durchwärmung
Kontraindikationen	☞ 8.2
Anwendungsdauer und Häufigkeit	Mindestens 20 min. bis mehrere Stunden, bei Rötung Anwendung beenden, 1 – 2-mal tgl.; Bienenwachskompresse kann beliebig oft erwärmt werden

Material

- 1 Bienenwachskompresse (mit mehreren Schichten Bienenwachs beschichtete Stoffkompresse, z. B. vom Imker) in der gewünschten Größe;

- 1 Folie oder lebensmittelechter Plastikbeutel;
- 1 Außentuch;
- Befestigungsmaterial;
- 2 Wärmflaschen.

Durchführung

- Die in der Folie befindliche Bienenwachsauflage und das Außentuch zwischen den Wärmflaschen körperwarm erwärmen, bis sie geschmeidig werden.
- Kompresse ohne Folie auf die entsprechende Hautpartie auflegen.
- Mit dem Außentuch abdecken und fixieren.

Zwiebelkompresse ☞ CD

Anwendungsgebiete	Otitis externa, Otitis media
Wirkungsweise	Schmerzlindernd, entzündungshemmend, schleimlösend
Kontraindikationen	☞ 8.2, Trommelfellperforation
Anwendungsdauer und Häufigkeit	Mindestens 20 min., danach verwerfen, 1 – 2-mal tgl.

Material

- 1 mittelgroße Zwiebel;
- 1 dünnes Baumwolltuch (Kompressen 10 × 10 cm oder Stofftaschentuch);
- Wärmequelle (z. B. Wärmflasche, Heizung);
- Mütze, Stirnband o. Ä.;
- Brettchen und Küchenmesser;
- 1 handgroßes Stück Baumwollwatte oder Rohwolle;
- 1 lebensmittelechter Plastikbeutel.

Durchführung

- 3 – 4 abgelöste Zwiebelblätter so in das Baumwolltuch legen und verschließen, dass zu einer Seite nur eine Stofflage die Zwiebel umgibt.
- Zwiebelpäckchen in den Plastikbeutel legen und zusammen mit der Baumwollwatte mittels Wärmequelle körperwarm erwärmen.
- Die warme Zwiebelauflage ohne Plastikbeutel auflegen, so dass sie ca. 4 cm über das Ohr hinausragt. Die Baumwollwatte darüber legen und fixieren.

> Die Zwiebel kann auch kalt gepresst werden, bis der Zwiebelsaft austritt und dann ebenso verpackt angelegt werden.

Kamillenblütensäckchen / -auflage ☞ CD

Anwendungsgebiete	Leichte Ohrenschmerzen, Otitis media, Nasennebenhöhlenentzündung
Wirkungsweise	Entzündungshemmend, schmerzlindernd
Kontraindikationen	☞ 8.2
Anwendungsdauer und Häufigkeit	Beliebig lang, Säckchen kann 2 – 3-mal erwärmt werden

Material

- Ca. 2 EL Kamillenblüten (in der Apotheke erhältlich);
- 1 dünnes Baumwolltuch (Kompressen 10 × 10 cm, Stofftaschentuch);
- Wärmequelle (z. B. Wärmflasche, Heizung);

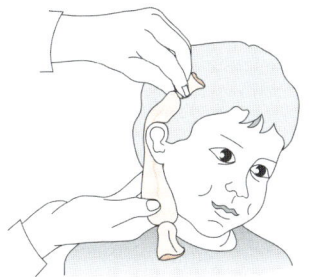
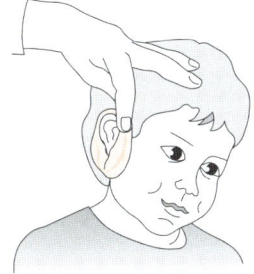
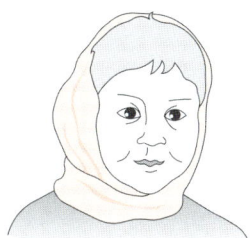

Abb. 8-12: Befestigung am Ohr

- Mütze, Stirnband o.Ä.;
- 1 handgroßes Stück Baumwollwatte oder Rohwolle.

Durchführung

- Kamillenblüten in das vorhandene Tuch legen und verschließen.
- Das Paket zusammen mit der Baumwollwatte trocken erwärmen (Wärmequelle ☞ 8.1), auf die betroffene Stelle auflegen und fixieren.

Alternativ zur trockenen Erwärmung kann das Kamillensäckchen auch mittels Wasserdampf erwärmt und als feucht warme Kompresse angewendet werden.

Körperwarme Quarkauflage ☞ CD

Anwendungsgebiete	Fiebrige Bronchitis oder Pneumonie, Mastitis, eitrige Tonsillitis, Gelenkentzündung mit Überwärmung und ggf. Rötung, Thrombophlebitis
Wirkungsweise	Entzündungshemmend, fiebersenkend, kühlend, schleimlösend, schmerzlindernd
Kontraindikationen	☞ 8.2
Anwendungsdauer und Häufigkeit	Je nach Körpertemperatur 20 min. bis ca. 4 h, mind. 15 min. Nachruhe, 1–2-mal tgl.

Material

- 250–500 g Magerquark (Zimmertemperatur!);
- 1–2 Mullkompressen 20 × 20 cm;
- 1 Baumwoll-Innentuch (Größe richtet sich nach der Auflagefläche);
- 1 Zwischentuch (z. B. Handtuch);
- 1 Außentuch (Moltontuch);
- 2–4 Wärmflaschen (max. 60 °C);
- 1 wasserfeste Unterlage (z. B. Tablett);
- Löffel oder Messer;
- Evtl. Nässeschutz (z. B. Badelaken).

Durchführung

- Innentuch auf das Tablett legen und die Mullkompressen auseinander falten.
- Quark gleichmäßig ca. 0,5 cm dick in der gewünschten Größe auf die Mullkompressen

streichen. Anschließend mit dem überstehenden Mull und dem Innentuch abdecken.
- Quarkauflage auf die Wärmflaschen legen und **kurz** erwärmen.
- Quarkauflage an die entsprechende Körperstelle anlegen.
- Mittels Zwischen- und Außentuch fixieren.
- Nässeschutz unterlegen.
- Bei größeren Wickeln wie z. B. einem Brustwickel ist es ratsam, zu zweit zu arbeiten.
- Patient vor dem Auskühlen schützen, insbesondere nach Entfernen des Wickels.

! Bei hohem Fieber Gefahr eines Wärmestaus durch zu langes Anliegen der Quarkauflage!

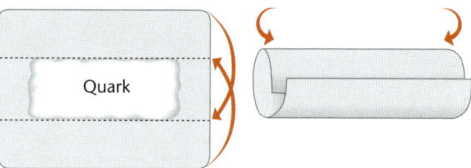

Abb. 8-13: Quarkauflage

Sauerklee-Bauchauflage (Oxalis) ☞ CD

Anwendungsgebiete	Unspezifische Bauchschmerzen, nach traumatischen Erlebnissen, krampfartige Menstruationsbeschwerden (☞ Tab. 8.4-2)
Wirkungsweise	Stoffwechselharmonisierend, Lebenskräfte anregend
Kontraindikationen	☞ 8.2
Anwendungsdauer und Häufigkeit	Innentuch bleibt ca. 30–45 min. liegen (so lange, wie es als angenehm empfunden wird), danach die feuchten Tücher entfernen und den Patienten ca. 30 min. nachruhen lassen, Material entsprechend reinigen und trocknen, 15–30 min. Nachruhe, vorzugsweise nach dem Mittagessen oder vor der Nachtruhe (je nach Indikation), max. 2-mal tgl.

Material

- 15 ml Oxalis-Essenz, als Alternative zur Salbe (Unguentum oxalis folium 5%) mit 300–500 ml 40 °C warmem Wasser übergießen (die wirksamen Inhaltsstoffe von Oxalis werden bei höheren Temperaturen inaktiviert!);

- 1 saugfähiges Baumwoll-Innentuch doppelt gefaltet, der erforderlichen Größe entsprechend;
- 1 Außentuch;
- 1 Schüssel;
- Evtl. 2 Wärmflaschen (max. 60 °C), Kirschkernsäcken oder ähnliche Wärmequellen;
- Befestigungsmaterial.

Durchführung
☞ Grundlagen.

Kirschkernsäckchen

Anwendungsgebiete	Bauchschmerzen durch Blähungen und Darmkrämpfe, Obstipation, Unruhezustände, Angstträume, Schlafstörungen, Menstruationsbeschwerden, Spannungsschmerzen
Wirkungsweise	Tiefe, lang anhaltende Durchwärmung
Kontraindikationen	☞ 8.2
Anwendungsdauer und Häufigkeit	Beliebig lang, Kirschkernsäckchen kann immer wieder erwärmt werden

Material
1 mit getrockneten Kirschkernen gefüllter Baumwollbeutel (in Apotheke und Reformhaus erhältlich).

Durchführung
- Kirschkernsäckchen bei max. 60 °C im Backofen auf Körpertemperatur erwärmen.
- Kurz durchkneten, um die Wärme gleichmäßig zu verteilen.
- An die schmerzenden Körperstellen anlegen.

Heilerdeauflage (Kataplasma) ☞ CD

Anwendungsgebiete	Entzündliche Prozesse in Gelenken und Muskeln (z.B. Arthritis, Rheuma), Verstauchungen, Prellungen, Verletzungen der obersten Hautschichten (z.B. Insektenstiche), Abszesse, Furunkel, Halsentzündungen, Lymphknotenschwellung, Thrombophlebitis
Wirkungsweise	Kühlend, schmerzlindernd, entzündungshemmend
Kontraindikationen	☞ 8.2
Anwendungsdauer und Häufigkeit	1–2 h, bis die Heilerde abgetrocknet ist, 1–2-mal tgl. und bei Bedarf

Material
- Luvos-Heilerde 2®;
- 1 Innentuch (Mullkompresse);
- Elastische Binde oder Außentuch;
- 1 Schüssel;
- Lauwarmes Wasser;
- 1 Esslöffel;
- 1 Spatel oder Messer;
- 1 Handtuch;
- Waschlappen.

Durchführung
- Gewünschte Menge Heilerde mit wenig Wasser zu einem streichfähigen Brei verrühren.
- Den Brei ca. 0,5–2 cm dick gleichmäßig direkt auf die Haut auftragen und mit dem Innentuch abdecken.
- Mit dem Außentuch oder der elastischen Binde fixieren.
- Die Haut nach Entfernen des Kataplasmas mit lauwarmem Wasser reinigen und abtrocknen, evtl. einölen.
- Materialien entsorgen.

> Alternativ kann der Heilerdebrei zunächst auf eine Kompresse verteilt und indirekt auf die betroffenen Hautpartien aufgelegt werden.

8.5 Kühlende Wickel und Auflagen / Kälteanwendungen

Je nach Art der gewählten Anwendung können kühle Anwendungen in Abhängigkeit von Temperatur und Dauer unterschiedliche Reaktionen des Organismus bewirken:
- Ist eine Vasokonstriktion der Gefäße erwünscht, um eine Blutung zu reduzieren, ist

eine länger anhaltende Kälteeinwirkung sinnvoll (z. B. bei Prellungen).

- Soll jedoch übermäßige Wärme des Organismus über die Haut abgegeben werden, ist das Prinzip der Verdunstungskälte mit feuchten und mäßig temperierten Auflagen (☞ Wadenwickel zur Fiebersenkung) indiziert.
- Soll mit der Anwendung eine anregende Wirkung (☞ Brust- bzw. Lendenwickel nach Kneipp) erzielt werden, sollte der Kältereiz nur von kurzer Dauer, jedoch intensiv sein. In der Folge kommt es zu einer reaktiven Durchblutungssteigerung und zu einer Eigenwärmeproduktion des Organismus mit anregendem Effekt.

Wadenwickel zur Fiebersenkung ☞ CD

Eine Fiebersenkung, die sich ausschließlich an einem absoluten Temperaturmesswert orientiert, macht nach neueren wissenschaftlichen Untersuchungen keinen Sinn. Wesentlich mit zu berücksichtigen ist das allgemeine Befinden des Betroffenen.

Anwendungsgebiete	Fieberhafte Zustände mit Unruhezuständen, Fieberträumen, starker Beeinträchtigung des Allgemeinzustands u. a.
Wirkungsweise	☞ 8.5, Unterstützung der Wärmeabgabe durch Verdunstungskälte und / oder Wärmeleitung
Kontraindikationen	☞ 8.2, Phase des Fieberanstiegs mit kalten, schlecht durchbluteten Extremitäten (Hände, Füße), Frösteln, Zittern, Kreislaufinstabilität
Anwendungsdauer und Häufigkeit	Nach 10 min. erneutes Nässen und Anlegen der feuchten Wickel, i. d. R. 3-mal in Folge anwenden, evtl. erneute Temperaturmessung, Nachruhe gewährleisten!

Material

- 1 dickes Baumwolltuch oder Handtuch als Matratzenschutz;
- 2 Wickeltücher, die vom Knöchel bis unter das Knie reichen;
- Evtl. 2 Handtücher als Außentuch (wenn nur das Prinzip der Wärmeleitung als Kühlungsmaßnahme gewünscht ☞ Durchführung);
- 1 Schüssel mit warmem Wasser (ca. 2 °C unter der Körpertemperatur beginnend);

- 1 Wasserthermometer;
- Evtl. 1 unbehandelte Zitrone oder Zitronensaft;
- Messer, Gabel, Glas zum Ausdrücken.

Durchführung

- Temperatur messen.
- Raum lüften, danach Fenster schließen und auf eine angenehme Raumtemperatur achten.
- Patient mit einer leichten Decke zudecken, evtl. Socken anlassen.
- Schüssel mit warmem Wasser füllen, halbe Zitrone unter Wasser speichenförmig anschneiden und ausdrücken (empfohlen, aber nicht zwingend erforderlich).
- Wickeltücher hineinlegen und kräftig auswringen.
- Feuchte Tücher möglichst faltenfrei zirkulär um die Wade des Patienten anlegen, Patient wieder gut zudecken (auch die Beine).
- Ist eine schonendere Wärmeabgabe erwünscht, können die nassen Tücher mit einem trockenen Außentuch umwickelt werden.

- Werden die Füße während der Behandlung kalt, sofort abbrechen.
- Während der Behandlung sollte der Patient nicht alleine gelassen werden.

Brust- bzw. Lendenwickel nach Kneipp
☞ CD

Anwendungsgebiete	Brustwickel: chronische Bronchitis, zur Stärkung des Immunsystems Lendenwickel: Schlafstörungen, Obstipation
Wirkungsweise	Der intensive lokale Kältereiz zieht eine Reaktion vegetativer Vorgänge nach sich, die nachfolgend eine körpereigene Wärmeproduktion zum Ziel hat → stoffwechselanregend, blutdrucksenkend, atmungsvertiefend
Kontraindikationen	☞ 8.2, akute Infekte
Anwendungsdauer und Häufigkeit	45–75 min., bis es zur Durchwärmung mit evtl. Schweißproduktion kommt; 1-mal tgl. über 2–3 Wochen, vorzugsweise früh morgens

Material

- 1 Innentuch (Größe richtet sich nach Körpergröße, z.B. für Lendenwickel [☞ Abb. 8-14] vom Oberbauch bis Mitte Oberschenkel!);
- 1 Zwischentuch;
- 1 Außentuch;
- 1 Schüssel mit kaltem Wasser (10–18 °C).

Durchführung

- Der Körper muss warm sein (inklusive Hände und Füße).
- Das Außentuch und das Zwischentuch unter den Brust- bzw. Lendenbereich des Patienten legen.
- Das feuchte Innentuch gut auswringen und dem sitzenden Patienten vom Rücken ausgehend möglichst straff anlegen und im Liegen um den Brustkorb bzw. um den Unterbauch und die Oberschenkel wickeln.
- Das Zwischen- und Innentuch darüber rollen und fixieren.
- Den Patienten gut und warm zudecken.
- Wickel entfernen, abtrocknen und den Patienten ca. 15 min. zugedeckt nachruhen lassen.

- Waschungen, Bäder und Güsse nur bei warmem Organismus anwenden.
- Nicht geeignet für Menschen mit schlechter Reaktionsfähigkeit auf Kältereize.
- Bei anhaltendem Frösteln und Kältegefühl länger als 10 min. nach dem Anlegen des Wickels feuchte Tücher entfernen und gut abtrocknen!

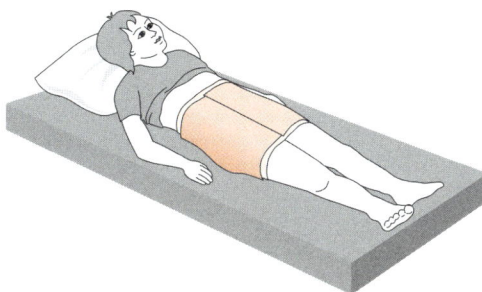

Abb. 8-14: Lendenwickel nach Kneipp

Prießnitz-Halswickel ☞ CD

Anwendungs-gebiete	Akute Halsentzündungen
Wirkungs-weise	☞ Brust- bzw. Lendenwickel nach Kneipp
Kontraindika-tionen	Fieberanstieg, Schüttelfrost
Anwendungs-dauer und Häufigkeit	Bei akuter Entzündung ca. 30 min., ansonsten mehrere Stunden, 1-mal tgl., nach der Abnahme des feuchten Wickels den Halsbereich vor Kälte schützen

Material

- 1 Innentuch (Halsbreite);
- 1 Zwischentuch;
- 1 Außentuch (Wollschal);
- 1 Schüssel mit kaltem Wasser (10–18 °C).

Durchführung

- Das feuchte Innentuch gut auswringen und um den Hals legen, die Wirbelsäule aussparen.
- Das Zwischen- und Außentuch darüber wickeln.

Kohlauflage ☞ CD

Anwendungs-gebiete	**Wirsingkohlblätter** zur Behandlung von schmerzhaften Gelenken (z.B. Arthritis, Rheuma) und Spannungsschmerzen, **Weißkohlblätter** bei schlecht heilenden Wunden, Venenentzündungen, Gelenkergüsse, Mastitis und Insektenstichen
Wirkungs-weise	Kühlend, schmerzlindernd, abschwellend
Kontraindika-tionen	☞ 8.2
Anwendungs-dauer und Häufigkeit	Mehrere Stunden, auch über Nacht möglich, welke Blätter auswechseln

Material

- 1 Weißkohl (Brassica oleracea L. var. capitata) oder Wirsing (Brassica oleracea L. var. sabauda);
- 1 Messer;
- 1 Innentuch;

- 1 Teigrolle oder Flasche;
- 2 Wärmflaschen;
- 1 Außentuch oder elastische Binde;
- Befestigungsmaterial.

Durchführung

- Einige saftig-grüne Kohlblätter vom Kopf entfernen. Die Blätter lauwarm abspülen und trocken tupfen; die dicken vorstehenden Blattrippen entfernen (→ Druckgefahr).
- Die Blätter auf das Innentuch legen und mit der Teigrolle (Flasche) quetschen, bis etwas Saft austritt.
- Die Blätter in das Innentuch einschlagen und bei Bedarf zwischen den Wärmflaschen kurz erwärmen.
- Die Kohlblätter direkt auf die entsprechende Körperstelle auflegen und mit dem Innentuch abdecken und fixieren.

Kalte Quarkauflage ☞ CD

Anwendungsgebiete	Prellungen, Verstauchungen, Mastitis, eitrige Tonsillitis, Gelenkentzündung mit Überwärmung und ggf. Rötung, Thrombophlebitis
Wirkungsweise	Entzündungshemmend; fiebersenkend, kühlend, schmerzlindernd
Kontraindikationen	☞ 8.2
Anwendungsdauer und Häufigkeit	☞ Körperwarme Quarkauflage; bei akut entzündlichen Prozessen max. 20 min. (→ Gefahr der Überwärmung!)

Material

- 250–500 g Magerquark (Zimmertemperatur!);
- 1–2 Mullkompressen 20 × 20 cm;
- 1 Baumwoll-Innentuch (Größe richtet sich nach der Auflagefläche);
- 1 Zwischentuch (z. B. Handtuch);
- 1 Außentuch (z. B. Moltontuch);
- 1 wasserfeste Unterlage (z. B. Tablett);
- Löffel oder Messer;
- Evtl. Nässeschutz (z. B. Badelaken).

Durchführung

- Innentuch auf das Tablett legen und die Mullkompressen auseinander falten.

- Quark gleichmäßig ca. 0,5 cm dick in der gewünschten Größe auf die Mullkompressen streichen.
- Anschließend mit dem überstehenden Mull und dem Innentuch abdecken.
- Quarkauflage an die entsprechende Körperstelle anlegen.
- Mittels Zwischen- und Außentuch fixieren.
- Nässeschutz unterlegen.
- Patient vor dem Auskühlen schützen, insbesondere nach Entfernen des Wickels.

8.6 Anwendungen mit hautreizenden Substanzen

Die äußeren Anwendungen mit hautreizenden Substanzen unterscheiden sich von den i. d. R. als wohltuend empfundenen Wickeln und Auflagen. Die in den hierbei angewandten Substanzen enthaltenen Reizstoffe (z. B. Senföl) lösen eine spezifische lokale Reaktion aus, die individuell sehr unterschiedlich erlebt wird und zu unterschiedlichen Reaktionen führen kann. Daher sollten die nachfolgenden Anwendungen nur nach sorgfältiger Indikationsstellung von entsprechend geschultem Personal oder Bezugspersonen durchgeführt werden.

Der Patient (insbesondere Kinder und Eltern) sollten in angemessener Form über die lokal auftretenden Reizerscheinungen informiert sein.

Senfmehlkompresse ☞ CD

Anwendungsgebiete	Obstruktive Bronchitis, Pneumonie, akuter Asthmaanfall, Pleuritis mit/ohne Erguss
Wirkungsweise	Hautreizung (künstliche Entzündung), lokale Durchwärmung durch die Senföle, durchblutungssteigernd, stoffwechselanregend, schleimlösend
Kontraindikationen	☞ 8.2, aufgrund der sehr intensiven und hautreizenden Wirkung nicht geeignet bei: bewusstlosen und desorientierten Patienten, bei Menschen mit Sensibilitätsstörungen, Hautempfindlichkeit oder bei nicht intakter Haut; bei Fieber > 39,0 °C und bei kalten Extremitäten

Anwendungs- dauer und Häufigkeit	Bei der ersten Anwendung je nach Hauttyp nicht länger als 1 – 3 min., Steigerung bei den nach-folgenden Anwendungen bis ≥ 10 min. möglich und sinnvoll, 1-mal tgl., vorzugsweise am Vormittag

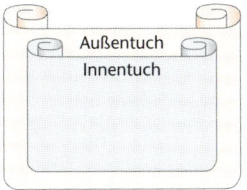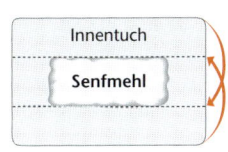

Abb. 8-15: Senfmehlkompresse

Material

- 10 – 30 g Schwarzes Senfmehl;
- Zellstoff oder Haushaltsrolle (doppelt so groß wie Auflagefläche);
- 1 Innentuch (der gewünschten Auflagefläche entsprechend);
- 1 Außentuch (Badetuch);
- 1 Zwischentuch;
- 250 ml warmes Wasser (max. 38 °C);
- 1 Schüssel;
- Lavendelöl (2%ig) oder reines Olivenöl;
- Wecker bzw. Uhr;
- Löffel;
- Vaseline.

Durchführung

- Innentuch glatt auslegen, Zellstoff oder Haus-haltsrollenpapier doppellagig auf das Innen-tuch legen.
- Senfmehl 2 mm dick auftragen.
- Den überragenden Zellstoff einfalten, so dass kein Senfmehl austreten kann, dann das Innen-tuch einfalten.
- Die Kompresse vorsichtig von beiden Seiten zur Mitte hin aufrollen, in das Wasser legen und nach kurzem Durchziehen vorsichtig aus-drücken (nicht wringen!), bis sie nicht mehr tropft.
- Die feuchte Senfkompresse möglichst faltenfrei an die entsprechende Körperstelle anlegen und mit den Außentüchern fixieren. Den Zeitpunkt des Anlegens dokumentieren.
- Die Reaktionen des Patienten gut beobachten, ggf. die Kompresse vorzeitig entfernen.
- 1 – 10 min. nach Einsetzen des gewünschten Hautbrennens die Senfkompresse und Tücher zügig entfernen und die geröteten Hautpartien mit Öl einreiben.
- Patienten wieder gut zudecken und 30 – 60 min. nachruhen lassen.
- Hautinspektion und Dokumentation der Reak-tion.

- Empfindliche Hautpartien (Brustwarzen, Ach-selhöhlen, usw.) sollten mit Vaselineläppchen geschützt werden.
- Aufgrund des intensiven Hautreizes besteht bei unsachgemäßer Anwendung Verbrennungsge-fahr!
- Den Patienten während der Anwendung nicht unbeobachtet lassen!

Ingwermehlwickel ☞ CD

Anwendungs- gebiete	Chronisch obstruktive Bronchitis, Asthma, Pneumonie (insbesondere subfebrile Verläufe)
Wirkungs- weise	Durchblutungssteigernd, stoffwech-selanregend, schleimlösend, aus-scheidungsanregend, muskelent-spannend, schmerzlindernd
Kontraindika- tionen	☞ 8.2, bewusstlose Patienten, Sen-sibilitätsstörungen, Hautempfind-lichkeit, nicht intakte Haut, hohes Fieber, kalte Extremitäten
Anwendungs- dauer und Häufigkeit	Feuchte Kompresse und Tücher nach max. 15 – 30 min. abnehmen, den Patienten warm zugedeckt nachru-hen lassen, 1-mal tgl., (vormittags) über mehrere Tage

Material

- ☞ 8.3.1;
- 500 – 750 ml heißes Wasser (75 °C);
- 1 – 2 TL Ingwerpulver (möglichst frisch gemah-len, die Menge richtet sich nach der Auflage-fläche);
- 1 Messbecher.

Durchführung

- Das Ingwermehl mit wenig Wasser anrühren und kurz quellen lassen.
- Weitere Durchführung ☞ 8.3.1.

- Patient bei der ersten Ingweranwendung nicht alleine lassen, da lokale Unverträglichkeitsreaktionen auftreten können!
- **Variante:** Das gelöste Ingwerpulver direkt auf das Innentuch geben und es anschließend mittels Wringtuch auswringen. So hat die Haut direkten Kontakt zu dem gelösten Ingwerpulver.

> Eine Besonderheit der Ingweranwendung ist die sich langsam ausbreitende intensive Durchwärmung des Organismus. Hierbei kommt es bei vielen Patienten zu einer gesteigerten Sinneswahrnehmung, auch in Verbindung mit Träumen. Daher sollten der Raum möglichst abgedunkelt und Störungen vermieden werden.

Meerrettichauflage auf Stirn- oder Nebenhöhlen ☞ CD

Anwendungsgebiete	Stirn- oder Nebenhöhlenentzündung (Sinusitis), Kopfschmerzen, beginnende Migräne
Wirkungsweise	Schleimlösend, schmerzlindernd
Kontraindikationen	☞ 8.2
Anwendungsdauer und Häufigkeit	Wenige Sekunden bis max. 4 min., 1-mal täglich

Material

- 1 EL frisch geriebener Meerrettich;
- 1–2 Mullkompressen;
- Reines pflanzliches Öl (Olivenöl);
- Befestigungsmaterial;
- Vaselinekompressen.

Durchführung

- Den frisch geriebenen Meerrettich auf die Mullkompresse geben, einschlagen und zukleben.
- Die Kompresse auf die Hautstellen kurz (!) auflegen.
- Die Augen während der Anwendung geschlossen halten!
- Die Kompresse zügig entfernen und die geröteten Hautpartien mit Öl einreiben.
- Patient 30–60 min. nachruhen lassen.

- Hautinspektion und Dokumentation der Reaktion.
- Entsorgen der Kompresse.

> **!**
> - Meerrettich kann zu Reizung der Schleimhäute und lokalen Hautrötungen bis zur Verbrennung führen!
> - Empfindliche Hautpartien (Augen) sollten mit Vaselineläppchen geschützt werden.
> - Den Patienten während der Anwendung nicht unbeobachtet lassen!

Literatur

1 Augustin M, Schmiedel V: Leitfaden Naturheilkunde. Methoden, Konzepte und praktische Anwendung. 4. Aufl., München 2003.

2 Aßmann, Christa (Hrsg.): Pflegeleitfaden. Alternative und komplementäre Methoden. München, Jena 1999.

3 Bachmann, Sandra: Äußere Anwendungen mit Kamille – bei Kindern und Erwachsenen. In Weleda Pflegeforum 7. November 2002, Ausgabe 7, S. 10–11. Schwäbisch Gmünd 2002.

4 Bachmann, Sandra: Äußere Anwendung/Physikalische Therapie. In: Schönau, Eckhard; Naumann, Emil; Längler, Alfred; Beuth, Josef (Hrsg.): Pädiatrie integrativ. Konventionelle und komplementäre Therapie. München 2005.

5 Belzner, Susanne: Eukalyptusöl-Kompresse bei Harnverhalt. In Pflege aktuell, 50. 6/1997, S. 386–387.

6 Bertram, Mathias: Komplementäre Pflegemethoden (Wickel, Auflagen, Aromatherapie). Studienbrief Fernstudiengang Pflege Modul TP 44. Fachhochschule Jena 1999.

7 Dinkelacker, Christine; Heine, Rolf et al: Praxisintegrierte Studie zur Darstellung der Frühwirkung von Ingwer (Zingiberis Officinalis) als äußere Anwendung. Aus der Abteilung für innere Medizin der Filderklinik. Filderstadt-Bonladen 1992.

8 Eichler, Els: Wickel und Auflagen. Aus der Praxis geisteswissenschaftlicher Medizin. Schwäbisch Gmünd 1982.

9 Faschingbauer, Christine: Schonendere Fiebersenkung durch Zitronenwickel. In: Pflegezeitschrift 6/1995. S. 332–340.

10 Fingardo, Monika: Therapeutische Wickel und Kompressen. Handbuch aus der Ita Wegman Klinik. CH-4143 Dornach 2001.

11 Herzog, Susanne: ATL Körpertemperatur regulieren. In: Kellnhauser, Edith u.a. (Hrsg.). Thieme's Pflege. Entdecken – erleben – verstehen, professionell handeln. 9. Völlig neu bearb. Aufl. Stuttgart. New York 2000.

12 Kortenbusch, Theresia: Äußere Anwendung mit Eukalyptus. Inhalation als Kopfdampf. In Weleda Pflegeforum, Oktober 2001, Ausgabe 4, S. 12.

13 Krause, Monika, Uhlmann, Bärbel: Kompressen und Wickel. In Sitzmann, Franz (Hrsg.): Pflegehandbuch

Herdecke. 3. vollst. überarb. und erw. Aufl. S. 376–410. Berlin, Heidelberg, New York 1998.

14 Laue, Birgit; Salomon, Angelika (2003): Kinder natürlich heilen. Reinbek bei Hamburg.

15 Löffler, Helmut: Naturheilkunde von A–Z. Wien, München, Zürich, Innsbruck 1977.

16 Pahlow, Mannfried: Das Grosse Buch der Heilpflanzen. Gesund durch die Heilkräfte der Natur. München 1993.

17 Sonn, Annegret; Bühring, Ursel: Heilpflanzen in der Pflege. Bern 2004.

18 Sonn, Annegret: Pflegethema: Wickel und Auflagen. Stuttgart, New York 1998.

19 Thüler, Maya: Wohltuende Wickel. Wickel und Kompressen in der Kranken- und Gesundheitspflege. 6. durchgeseh. Aufl. CH-3076 Worb 1994.

20 Saller, Reinhard (Hrsg.): Phytotherapie: Klinische, pharmakologische und pharmazeutische Grundlagen. Heidelberg 1995.

21 Schnur, Michaela: Äußere Anwendungen mit Eukalyptus. Brustwickel und Brusteinreibung mit Oleum athereum Eucalypti 10 %. In: Weleda Pflegeforum 4. Oktober 2001, Ausgabe 4, S. 8–9. Schwäbisch Gmünd.

22 Schilcher, Heinz; Kammerer, Susannen: Leitfaden Phytotherapie. 2. Aufl. München 2003.

23 Weber, Gabriele: Wickel und Auflagen in der anthroposophisch erweiterten Praxis. In: Heine, Rolf; Bay, Frances (Hrsg.): Pflege als Gestaltungsaufgabe. Anregungen aus der Anthroposophie für die Praxis. S. 166–178. Stuttgart 1995.

9 Bäder und Teilbäder

9.1 Allgemeines

Grundlagen

- Medizinisch-therapeutische Bäder dienen einem jeweils individuellen therapeutischen Ziel und nicht der Körperreinigung. Das schließt die Benutzung von Seifen oder anderen Badezusätzen aus. Die Badetemperatur richtet sich nach der zu erzielenden Wirkung.
- Vollbäder nicht direkt im Anschluss an die Mahlzeit durchführen (mindestens 1 h Pause).
- Die Badedauer liegt bei einem Vollbad zwischen 10 und 20 min.
- Nachruhe: mindestens 20 min., im mit vorgewärmten Badetüchern oder Bettlaken ausgekleideten Bett und möglichst ungestört.

Therapeutische Wirkung

Physikalische Wirkung

Entscheidend sind Wassertemperatur, hydrostatischer Druck und Auftrieb:

- Warme Bäder: Temperaturbereich zwischen 36 und 38 °C, führen zur Gefäßerweiterung, besseren Durchblutung und somit Stoffwechselanregung;
- Kalte Bäder: Temperaturbereich < 30 °C bei Teilbädern, bezwecken das Anregen einer körpereigenen Wärmeproduktion.

Chemische Wirkung

Über die Haut und Atmung werden die unterschiedlichen Badezusätze aufgenommen, spezifische Wirkungsweise der entsprechenden Substanzen, z.B. Lavendel = beruhigend, spasmolytisch, Rosmarin = anregend.

Psychologische Wirkung

Steigerung des Wohlbefindens, je nach gewählter Substanz (Entspannung oder Anregung).

9.2 Anwendungsprinzipien

Wirksubstanzen / Badezusätze

- Heilpflanzentees ☞ 7, Tab 9.3-1;
- Öle (ätherische und fette), ☞ Tab. 9.3-2;
- Essenzen;

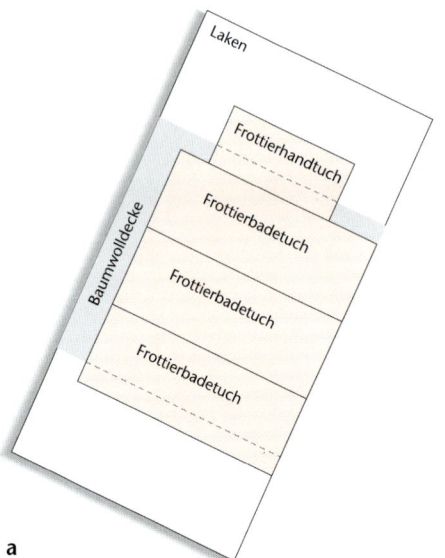

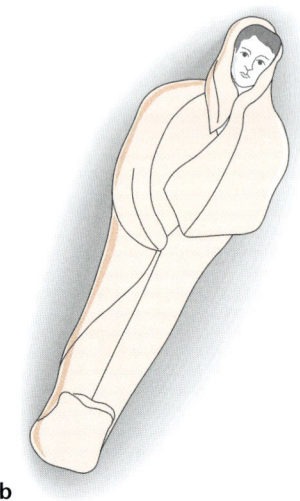

a   b

Abb. 9-1: Packung: **a** Material **b** Durchführung

- Andere medizinische Zusätze (z. B. Kaliumsulfuratum pro balneo, Fichtennadel, Kamille).

Allgemeine Vorbereitungen

- ☞ 8.2;
- Bett für die Nachruhe vorbereiten;
- Evtl. Wärmflaschen und vorgewärmte Badelaken;
- Für eine Packung zusätzlich: ☞ CD, Abb. 9-1
  - 1 Laken längs in das Bett legen;
  - 1 Baumwolldecke darüber legen;
  - 2–3 Badelaken quer in das Bett legen (der Körpergröße entsprechend);
  - 3 Wärmflaschen auf die Laken legen und das Bett vorwärmen;
  - Wenn möglich, Bett in das Bad holen (in der Klinik).

Allgemeine Kontraindikationen

- Bekannte Überempfindlichkeit gegenüber den Wirksubstanzen;
- Hautverletzungen, Hautirritationen in dem betroffenen Hautareal;
- Frösteln, Frieren, Kreislaufinstabilität;
- Patienten mit Bewusstseinseinschränkungen nur nach gezielter Indikationsstellung;
- Unmittelbar nach der Mahlzeit.

9.3   Ganzkörperbäder

Ansteigendes Bad / Schwitzbad ☞ CD

Anwendungsgebiete	Beginnende Erkältungen
Wirkungsweise	Stoffwechselanregend, Anregung der Schweißproduktion
Kontraindikationen	☞ 9.2, Säuglinge und Kleinkinder bis ca. 5 Jahre
Anwendungsdauer und Häufigkeit	Max. 20–30 min., 1-mal tgl., max. 3-mal wöchentlich

Material

- Badethermometer, Fieberthermometer;
- Vorgewärmte Badetücher;
- Bademantel;
- Material für anschließende Packung ☞ 9.1;

- Zur Unterstützung der Schweißproduktion einen medizinischen Tee aus je gleichen Teilen Lindenblüten, Hagebutten und Malvenblüten mit etwas Zitronensaft zum Trinken vorbereiten, ☞ 7.

Durchführung

- Körpertemperatur ermitteln.
- Beginnend mit einer Badetemperatur von 36 °C das Wasser innerhalb von 15 min. durch vorsichtiges Zugießen von heißem Wasser vom Fußende aus um 1,5–2 °C erwärmen.
- Mit einer weichen Bürste oder Waschhandschuh den Patienten unter Wasser abbürsten.
- Flüssigkeit (Teemischung, ☞ Material) verabreichen.
- Nach ca. 20–30 min. den Patienten vorsichtig aus der Badewanne steigen lassen (Kreislaufreaktion!) und sofort in die vorgewärmten Handtücher oder den Bademantel einwickeln, evtl. Packung.
- Nachruhe im angewärmten Bett mindestens 30 min.

- Den Patienten während des gesamten Bades gut beobachten und nicht alleine lassen!
- Evtl. Vitalzeichenkontrolle.

Besondere Maßnahmen bei Packungen nach dem Bad

- Das Bett mit vorgewärmten Tüchern oder Handtüchern auslegen ☞ Abb. 9-1.
- Den Patienten nach dem Bad nicht abtrocknen und zügig auf die Tücher legen, eingehüllt und gut zugedeckt.
- Nachruhezeit in der Packung: 30 min., anschließend weitere 30 min.

9.3.1   Bäder mit Teezusatz

☞ CD Kräuterteebad

Anwendungsgebiete	☞ Tab. 9.3-1
Wirkungsweise	Je nach zugesetztem Heilkräutertee, ☞ 7
Kontraindikationen	☞ 9.2

Anwendungs- dauer und Häufigkeit	8–10 min.; anschließend mit körper- warmem Wasser abduschen, Häufig- keit nach ärztlicher Anordnung (max. 3-mal wöchentlich)

Material

- 2 l frisch zubereiteten Tee für äußere Anwen-
dungen, ☞ 7.

Durchführung

- Als Voll-, Teilbad oder Waschung;
- Tee dem einlaufenden Wasser zugeben;
- Wassertemperatur zwischen 35–36 °C.
- Bei Bedarf anschließende Packung (☞ Abb. 9-1).

9.3.2 Ölbäder ☞ CD

Öle können nur in Verbindung mit einem Emulgator als Badezusatz verwendet werden, ansonsten sollte eine im Handel erhältliche Bademilch
benutzt werden.

> **Mögliche Emulgatoren**
> Milch, Sahne, Molke, Kleie, Honig, Meersalz.

Die Prinzipien des Ölbades werden am Beispiel
eines Lavendelbads gezeigt:

Lavendelbad

Anwendungs- gebiete	Einschlafstörungen, nervöse Unruhe- zustände, Erschöpfungszustände; schmerzhafte Muskelverspannun- gen, Neuralgien
Wirkungs- weise	Je nach zugesetztem ätherischen Öl: beruhigend entkrampfend; durch- wärmend (☞ Tab. 9.3-2)
Kontraindika- tionen	☞ 9.2
Anwendungs- dauer und Häufigkeit	10–20 min.; 2–3-mal pro Woche

Material

- Emulgiertes Lavendelöl, alternativ: Lavendel-
  Bademilch;
- Badetücher;
- Badethermometer, Fieberthermometer;
- Evtl. Material für anschließende Packung.

Durchführung

- Badezusatz in das einlaufende Wasser geben.
- Wassertemperatur sollte die gemessene Körpertemperatur nicht überschreiten, Patient sollte
  nicht frieren.

Tab. 9.3-1: Mögliche Heilpflanzenteezusätze für Voll- und Teilbäder

Teezusatz (Zubereitung ☞ 7)	Anwendungsmöglichkeiten	Anwendungsformen
Ackerschachtelhalm / Zinnkraut	Ekzeme, Nesselsucht	Vollbad, Teilbad oder Waschungen
Eichenrinde	Entzündliche Hauterkrankungen, Ekzeme, Windeldermatitis	Teilbäder, Sitzbäder
Kamillenblüten	Ekzeme oder Abszesse, Erkrankun-gen im Anogenitalbereich	Teilbäder, Sitzbäder
Lavendelblüten	Unruhezustände, Einschlafstörun-gen, funktionelle Kreislaufstörungen	Vollbad, Waschungen
Ringelblumen	Wundheilungsstörungen	Vollbad, Teilbäder
Thymiankraut	Unreine Haut, Ekzeme, bakterielle Hauterkrankungen	Vollbad, Teilbäder oder Waschungen
Salbeiblätter	Lokale Entzündungen, vermehrte Schweißproduktion	Vollbad, Teilbäder, Fußbäder, Waschungen
Schafgarbenkraut	Unterleibsbeschwerden	Sitzbäder, Teilbäder
Stiefmütterchenkraut	Juckende Ekzeme, Akne, Neurodermitis	Vollbad, Teilbäder

Tab. 9.3-2: Mögliche Ölzusätze für Voll- und Teilbäder

Öle	Wirkungsweise
Fette Öle (z. B. naturreines Olivenöl)	Durchwärmend
Eukalyptusöl (2 %ig)	Schleimlösend
Lavendelöl (2 – 10 %ig)	Beruhigend, entkrampfend, durchwärmend
Melissenöl (5 %ig)	Stoffwechselharmonisierend, beruhigend
Thymianöl (2 %ig)	Schleimlösend, entkrampfend, keimreduzierend
Rosmarinöl (2 %ig)	Anregend, durchwärmend
Zitronenöl (2 %ig)	Anregend, erfrischend

- Anschließend in vorgewärmten Badetüchern mindestens 30 min. nachruhen, ☞ Besondere Maßnahmen bei Packungen nach dem Bad.

Öldispersionsbad (Jungebad®)

Durch die Anwendung eines Öldispersionsgeräts wird das Öl ohne Emulgator sehr fein verwirbelt. Dieser Dispersionsvorgang bezweckt eine größtmögliche Verteilung des Öls im Wasser und eine Oberflächenvergrößerung des Öls (ca. 2000-fach). Der statische Druck des Wassers wird um 10 % reduziert.

Anwendungsgebiete	Störungen des Wärmehaushalts, Stoffwechselstörungen; Polyneuropathien
Wirkungsweise	Anregung der Wärmebildung durch das ätherische Öl (nicht durch die Wassertemperatur!)
Kontraindikationen	☞ 9.2
Anwendungsdauer und Häufigkeit	15 – 20 min., max. 1-mal tgl.

Material

- Öldispersionsgerät;
- Ätherisches Öl (☞ Tab. 9.3-2) verdünnt in fettem Öl (vorzugsweise Olivenöl);
- Badetücher;
- Badethermometer, Fieberthermometer;

- Evtl. Material für anschließende Packung, ☞ Besondere Maßnahmen bei Packungen nach dem Bad.

Durchführung

- Das Dispersionsgerät an den Brauseschlauch der Badewanne anschließen und bis zur Markierung mit dem Öl füllen (ca. 5 ml).
- Wassertemperatur 1 °C oberhalb der gemessenen Körpertemperatur einstellen, den Patienten erst in das fertige Bad einsteigen lassen.
- Der Patient soll möglichst ruhig im Wasser liegen bleiben und vor dem Ablassen des Wassers aussteigen.
- Anschließend in vorgewärmten Badetüchern mindestens 30 min. nachruhen (☞ Abb. 9-1).

9.3.3 Bäder mit pflanzlichen Zusätzen ☞ CD

Tab. 9.3-3: Mögliche pflanzliche Zusätze für Voll- und Teilbäder

Badezusatz	Wirkungsweise
Arnika (*Arnica montana* L.)	Resorptionsfördernd, schmerzlindernd
Baldrian (*Valeriana officinalis* L.)	Sedativ, beruhigend
Eiche (*Quercus robur* L.)	Gerbend, adstringierend
Fichte (*Pinus silvestris* L.)	Beruhigend, sekretionsfördernd
Heublumen	Hyperämisierend, spasmolytisch
Kalmus (*Acorus calamus* L.)	Gerbend, hyperämisierend
Kamille (*Chamomilla recutita* L.)	Entzündungshemmend
Kastanie (*Aesculus hippocastanum* L.)	Stoffwechselanregend
Lavendel (*Lavandula angustifolia* Mill.)	Sedativ, beruhigend
Rosmarin (*Rosmarinus officinalis* L.)	Durchblutungsfördernd, durchwärmend, stoffwechselanregend

Badezusatz	Wirkungsweise
Salbei (*Salvia officinalis* L.)	Gerbend, entzündungs-hemmend
Zinnkraut (*Equisetum arvense* L.)	Stoffwechselanregend, Förderung der Gewebe-proliferation

Kastanienbad

Anwendungs-gebiete	Anregung des venösen Kreislaufs, Trägheit, Abgeschlagenheit, Müdigkeit
Wirkungs-weise	Stoffwechselanregend
Kontraindika-tionen	☞ 9.2
Anwendungs-dauer und Häufigkeit	15 – 20 min., max. 1-mal tgl., 2 – 3-mal wöchentlich

Material

- Badezusatz mit Rosskastanie (in Apotheke und Reformhaus erhältlich);
- Badetücher;
- Badethermometer; Fieberthermometer;
- Evtl. Material für anschließende Packung, ☞ Besondere Maßnahmen bei Packungen nach dem Bad.

Durchführung

- 2 – 3 EL Kastanienbad in das einlaufende Wasser geben.
- Wassertemperatur sollte gemessene Körper-temperatur nicht überschreiten, Patient sollte nicht frieren.
- Anschließend in vorgewärmten Badetüchern mindestens 30 min. nachruhen (☞ Abb. 9-1).

Fichtennadelbad

Anwendungs-gebiete	Nervöse Schwäche, Überreizung, Einschlafstörungen, rheumatische Schmerzen, Neuralgien
Wirkungs-weise	Beruhigend, sekretionsfördernd, durchblutungsfördernd
Kontraindika-tionen	☞ 9.2

Anwendungs-dauer und Häufigkeit	15 – 20 min., max. 1-mal tgl., 2 – 3-mal wöchentlich

Material

- Badezusatz mit Fichtennadel (in Apotheke und Reformhaus erhältlich);
- Badetücher;
- Badethermometer; Fieberthermometer;
- Evtl. Material für anschließende Packung, ☞ Besondere Maßnahmen bei Packungen nach dem Bad.

Durchführung

- 1 – 2 EL Fichtennadelbadezusatz in das einlau-fende Wasser geben.
- Wassertemperatur sollte gemessene Körper-temperatur nicht überschreiten, Patient sollte nicht frieren.
- Anschließend in vorgewärmten Badetüchern mindestens 30 min. nachruhen (☞ Abb. 9-1).

Rosmarinbad

Anwendungs-gebiete	Durchblutungsstörungen, Kälte-gefühl, rheumatische Erkrankungen, Morgenmüdigkeit
Wirkungs-weise	Durchblutungsfördernd, durchwärmend, stoffwechselanregend
Kontraindika-tionen	☞ 9.2, leichte Erregbarkeit
Anwendungs-dauer und Häufigkeit	15 – 20 min., max. 1-mal tgl., am Vormittag, 2 – 3-mal wöchentlich

Material

- Badezusatz mit Rosmarin (in Apotheke und Reformhaus erhältlich);
- Badetücher;
- Badethermometer; Fieberthermometer;
- Evtl. Material für anschließende Packung, ☞ Besondere Maßnahmen bei Packungen nach dem Bad.

Durchführung

- 1 – 2 EL Badezusatz mit Rosmarin in das einlau-fende Wasser geben.

- Wassertemperatur sollte gemessene Körpertemperatur nicht überschreiten, Patient sollte nicht frieren.
- Anschließend in vorgewärmten Badetüchern mindestens 30 min. nachruhen (☞ Abb. 9-1).

9.3.4 Weitere Ganzkörperbäder

Nährbad ☞ CD

Anwendungs-gebiete	Kinder und Erwachsene mit ausgeprägten Ernährungsstörungen, insbesondere aufgrund einer Stoffwechselstörung
Wirkungs-weise	Stoffwechsel harmonisierend, aufbauend
Kontraindika-tionen	☞ 9.2
Anwendungs-dauer und Häufigkeit	7 min., 1–2-mal wöchentlich

Material

- 250 ml Milch;
- 1 Eigelb;
- 1 unbehandelte Zitrone;
- Messer;
- Badethermometer;
- Fieberthermometer.

Durchführung

- Badewasser 1 °C über der gemessenen Körpertemperatur vorbereiten.
- Milch und Eigelb vermengen und in das Wasser geben, Zitrone unter Wasser einschneiden und ausdrücken.
- Der Patient soll möglichst ruhig im Wasser liegen bleiben und vor dem Ablassen des Wassers aussteigen.
- Anschließend in vorgewärmten Badetüchern mindestens 30 min. nachruhen (☞ Abb. 9-1).

Schwefelbad ☞ CD

Anwendungs-gebiete	Zur Anregung des Stoffwechsels
Wirkungs-weise	Stoffwechselanregend, kreislaufanregend
Kontraindika-tionen	☞ 9.2
Anwendungs-dauer und Häufigkeit	Beim ersten Bad nicht länger als 5 min., Steigerung bis 20 min. bei gleich bleibender Wassertemperatur möglich, 1-mal tgl.

Material

- 25 ml Kaliumsulfuratum pro balneo 10 %;
- Badethermometer, Fieberthermometer;
- Material für anschließende Packung.

Durchführung

- Badetemperatur nicht mehr als 1 °C über der gemessenen Körpertemperatur beginnend.
- Steigerung je nach Akzeptanz und Kreislaufsituation möglich.
- Badezusatz in das einlaufende Wasser geben.
- Der Patient soll möglichst ruhig im Wasser liegen bleiben und vor dem Ablassen des Wassers aussteigen.
- Anschließend in vorgewärmten Badetüchern mindestens 30 min. nachruhen (☞ Abb. 9-1).

> Die Wirkung des Schwefels ist temperaturabhängig. Bei untergewichtigen Patienten sollte die Badetemperatur nicht mehr als 1 °C über der gemessenen Körpertemperatur liegen.

9.4 Teilkörperbäder

Kneippsche Güsse ☞ CD

Anwendungs-gebiete	Kopfschmerzen, Bindegewebsschwäche, Einschlafstörungen, Störungen der Wärmeregulation, Infektanfälligkeit, Hypertonie
Wirkungs-weise	Entstauend, durchblutungsfördernd, reaktiv gefäßerweiternd, tonisierend, erfrischend, schlaffördernd am Abend, Stärkung des Immunsystems
Kontraindika-tionen	☞ 9.2, Asthma bronchiale, organische Herzerkrankungen, evtl. Menstruation, Harnwegsinfektionen
Anwendungs-dauer und Häufigkeit	2–3 min, 1-mal tgl. und nach Bedarf

Tab. 9.4-1: Güsse

Lokalisation	Wirkungsweise	Durchführung
Knieguss (kalt und wechselwarm)	• Durchblutungsfördernd, reaktiv gefäßerweiternd und auf Organe des kleinen Beckens • Entstauende und ableitendende Wirkung auf Durchblutung von Kopf, Hals- und Brustorganen, Leber und Magen • Blutdrucksenkend • Schmerzlindernd • Beruhigend • Schlaffördernd	• Peripher beginnen, beide Beine nacheinander behandeln. • Zunächst an der Außenseite der rechten Wade vom Fußrücken aufwärts bis kurz oberhalb des Knies gießen. • Kurz verweilen. • Auf der Wadeninnenseite wieder hinunter. • Linkes Bein entsprechend. • Zum Abschluss beide Fußsohlen übergießen. • Beim **wechselwarmen Knieguss** mit warmem Wasser (36–38 °C) beginnen. • Nach guter Durchwärmung folgt der kalte Wasserstrahl (18 °C) mit gleichem Tempo. • Die Anwendung erfolgt 2-mal im Wechsel und wird mit kaltem Wasser beendet.
Armguss (kalt und wechselwarm)	• Kreislaufanregung der Arme • Ableitend • Anregende Wirkung auf das Herz • Atmungsvertiefend • Erfrischend • Schmerzlindernd	• Peripher beginnen, beide Arme nacheinander behandeln. • Zunächst an der Außenseite der rechten Hand aufwärts bis zur Schulter gießen. • Kurz verweilen. • Dann auf der Innenseite wieder hinunter. • Linker Arm entsprechend. • Beim **wechselwarmer Anwendung** mit warmem Wasser (36–38 °C) beginnen. • Nach guter Durchwärmung folgt der kalte Wasserstrahl (18 °C) mit gleichem Tempo. • Die Anwendung erfolgt 2-mal im Wechsel und wird mit kaltem Wasser beendet.
Schenkelguss (kalt und wechselwarm)	• Durchblutungsfördernd, reaktiv gefäßerweiternd und auf Organe des kleinen Beckens • Entstauende und ableitendende Wirkung auf Durchblutung von Kopf, Hals- und Brustorganen, Leber und Magen • Blutdrucksenkend • Schlaffördernd	• Peripher beginnen. • Zunächst vom Fußrücken des rechten Beines aufwärts bis zur Leiste gießen. • Kurz verweilen. • Auf der Innenseite wieder hinunter. • Linkes Bein entsprechend. • Zum Abschluss beide Fußsohlen übergießen. • Durchführung wechselwarmer Guss ☞ Knieguss.
Unterguss (Unterleib und Beine)	Entstauend auf Magen-Darm-Bereich	☞ Schenkelguss
Oberguss (Oberkörper und Arme)	• Durchblutungsfördernd im Bereich der Thoraxorgane • Ableitend	☞ Armguss
Rückenguss / Lumbalguss (ansteigend bis heiß)	• Durchblutungssteigernd im Bereich des Rückens und Rückenmarks • Atmungsvertiefend • Anregend auf Herz und Bauchorgane	• Sitzend (Lumbal) oder nach vorne gebeugt (Nacken). • Temperiert (ca. 34 °C) beginnen und die Temperatur langsam steigern bis zur Verträglichkeitsgrenze (43 °C). • Solange fortführen, bis die Haut kräftig durchblutet ist und eine sichtbare Rötung auftritt. • Danach den Rücken warm halten und 30 min. in entspannter Haltung nachruhen.

Lokalisation	Wirkungsweise	Durchführung
Nackenguss (ansteigend bis heiß)	• Ableitend • Schmerzreduzierend • Durchblutungsfördernd im Kopfbereich	• Oberkörper nach vorne beugen. • Den Wasserstrahl auf den Nacken richten, so dass das Wasser seitlich ablaufen kann. • Temperatur langsam steigern.
Gesichtsguss (kalt)	• Durchblutungsanregend im Gesichts- und Kopfbereich, erfrischend • Straffend	• Oberkörper nach vorne beugen. • Mit der rechten Schläfe beginnen, Stirn, linke Schläfe und wieder zurück. • Nacheinader die rechte und linke Gesichtshälfte mit dem Wasserstrahl 3-mal auf und abfahren, danach das Gesicht dreimal umkreisen.

Material

- Gummischlauch (Länge ca. 1,5 m, Durchmesser 20 mm) oder Gießrohr;
- Handtuch.

Grundregeln von Güssen

- Zu unterscheiden sind Flachgüsse und Blitzgüsse. Flachgüsse werden mit geringem Druck, Blitzgüsse (Druckstrahlgüsse) werden aus einer Entfernung von 2 – 4 m mit entsprechendem Druck (1 – 3 atm) verabreicht.
- Die Temperatur variiert je nach Indikation von 18 °C (kalt) über 18 – 22 °C (wechselwarm) bis 43 °C (ansteigend bis heiß).
- Die Intensität des Reizes sollte langsam erweitert werden.
- Gussführung: von der Peripherie zum Herzen, an den Beinen lateral nach oben und medial nach unten.
- Raum für die Anwendung gut temperieren.
- Während des Gusses sollte die Person nicht im Wasser, sondern auf einem Holz- oder Kunststofflattenrost stehen, um eine Auskühlung zu vermeiden.
- Das Wasser nach dem Guss nur abstreifen, nicht abtrocknen.
- Nach dem Anziehen auf Wiedererwärmung achten!

Kneippsche Waschungen ☞ CD

Je nach Indikation können Ganzkörper- oder Teilwaschungen durchgeführt werden. Das Prinzip der Kneippschen Waschungen wird hier am Beispiel einer Oberkörperwaschung gezeigt.

Anwendungsgebiete	Einschlafstörungen; Störungen der Wärmeregulation; Infektanfälligkeit; Hypertonie

Wirkungsweise	Entstauend, durchblutungsfördernd; reaktiv gefäßerweiternd; tonisierend, erfrischend, schlaffördernd am Abend, Stärkung des Immunsystems
Kontraindikationen	☞ 9.2
Anwendungsdauer und Häufigkeit	Nicht länger als 1 – 2 min., vor dem Aufstehen am Morgen, 1-mal tgl. und nach Bedarf

Material

- Schüssel oder Waschbecken mit kaltem Wasser (20 °C);
- Waschlappen;
- Handtuch.

Durchführung

- Raum für die Anwendung gut temperieren.
- Entsprechende Körperpartie (Oberkörper) entblößen.
- Mit gut ausgewrungenem Waschlappen vom rechten Handgelenk an der Arm-Außenseite zügig bis zur Schulter hoch streichen.
- An der Arm-Innenseite abwärts zurück zum Handgelenk.
- An der Innenseite bleibend zu den Achseln hoch streichen.
- Den Waschlappen erneut in das Wasser eintauchen und gut ausgewrungen den linken Arm ebenso waschen.
- Nacheinander die Oberkörper-Vorderseite und die Oberkörper-Rückseite abwaschen.
- Die Haut nicht abtrocknen, nur warm abdecken.
- Anschließend in vorgewärmten Badetüchern mindestens 30 min. nachruhen (☞ Abb. 9-1).

Bürstenbad ☞ CD

Anwendungs-gebiete	Hypotonie, Durchblutungsstörung der Extremitäten, rheumatische Beschwerden der Gelenke, Infekt-anfälligkeit
Wirkungs-weise	Kreislaufanregend, durchblutungs-fördernd, Förderung des Venen und Lymphflusses, wahrnehmungsför-dernd, Stärkung des Immunsystems
Kontraindika-tionen	☞ 9.2
Anwendungs-dauer und Häufigkeit	1-mal tgl., i.d.R. morgens, in der Dusche oder Badewanne; 5–10 min.

Material

Massagebürste, Massagehandschuh aus Natur-haar

Durchführung

- Badewanne zur Hälfte Wasser einlassen, Was-sertemperatur 36–38 °C;
- Bürstungen in gleichmäßigen und rhythmi-schen Bewegungen und mit gleichbleibenden Druck herzwärts durchführen;
- Auf dem rechten Fußrücken beginnend herzwärts in kleinen kreisenden Bewegungen über die Beinaußenseiten, -innenseiten, Knie und Oberschenkel zur Hüfte massieren; das linke Bein in dergleichen Abfolge, danach fol-gend das Gesäß;
- Nach den unteren Extremitäten und dem Ge-säß folgen die Arme, die Brust von der Schulter ausgehend zum Brustbein;
- Anschließend wird der Bauch vom Bauchnabel ausgehend in spiralförmiger Bewegung, im Uhrzeigersinn (dem Darmverlauf folgend) massiert;
- Den Nacken Schulterwärts und abschließend den Rücken von oben nach unten bis zum Ge-säß hin massieren. Am rechten Fuß beginnen, danach folgt das rechte Bein, die rechte Hand der rechte Arm und im Anschluss die linke Kör-perhälfte;
- Nach Beendigung der Bürstungen ruht der Pa-tient noch 10–15 Minuten in der Wanne nach.

Wassertreten

Anwendungs-gebiete	Einschlafstörungen, leichte arterielle Durchblutungsstörungen, Störungen der Wärmeregulation, Infektanfällig-keit, Wetterfühligkeit, Hypertonie
Wirkungs-weise	Erwärmend, durchblutungsfördernd, stoffwechselanregend, Stärkung des Immunsystems, schlaffördernd am Abend, beruhigend
Kontraindika-tionen	☞ 9.2, Menstruation
Anwendungs-dauer und Häufigkeit	1-mal tgl., 1–1,5 min., je nach Was-sertemperatur

Material

- Wassertretbecken;
- Warme Strümpfe;
- Handtuch.

Durchführung

- Temperatur der Füße prüfen.
- Mit warmen Füßen gleichmäßig durch das Wasser gehen, dabei ein Bein immer aus dem Wasser heben (Storchengang).
- Sofort abtrocknen und Strümpfe und Schuhe anziehen.
- Wiedererwärmung durch Bewegung oder gutes Zudecken, Auskühlen vermeiden!

Senfmehlfußbad ☞ CD

Anwendungs-gebiete	Infekt der oberen Luftwege inklusive Sinusitis, Kopfschmerzen, Migräne, Obstipation
Wirkungs-weise	☞ 8.6
Kontraindika-tionen	☞ 8.6, Krampfadern
Anwendungs-dauer und Häufigkeit	1-mal tgl., vorzugsweise am Vormit-tag, als Kur (z.B. bei Migräne) 2–3-mal pro Woche, über mehrere Wochen

Material

- Ca. 10–30 g schwarzes Senfmehl;
- Fußbadewanne mit max. 38 °C warmem Wasser;
- 1 Badelaken;

- 1 Handtuch;
- Wasser zum Abspülen;
- Lavendelöl (2 %ig) oder reines Olivenöl.

Durchführung

- Das Senfmehl in das Wasser geben und gut verteilen.
- Der Patient sitzt auf einem Stuhl stellt die Füße und Waden bis unterhalb der Knie in die Fußwanne.
- Nach ca. 2–10 min. tritt ein typisches Brennen (Ameisenlaufen) auf.
- Nach dem Einsetzen des Brenneffekts sollten die Füße noch ca. 5–10 min. im Wasser verbleiben, das Brennen sollte jedoch auszuhalten sein!
- Füße aus dem Bad nehmen und mit dem warmen Wasser gründlich abspülen.
- Nach dem Abtrocknen der Füße diese mit wenig Öl einreiben, 30–60 min. Nachruhe im Bett.
- Hautinspektion und Dokumentation der Reaktion.

- Das Einsetzen des Brennens und die Hautreaktionen sind individuell sehr unterschiedlich, deswegen ist eine gute Hautbeobachtung wichtig.
- Bei kleineren Kindern ist es ratsam, dass eine Begleitperson ihren Unterarm oder Fuß auch mit in das Wasser gibt.
- Bei zu starker Rötung oder unangenehmem Schmerz Bad abbrechen.

Hand- / Fußbad mit Zusatz ☞ CD

Anwendungsgebiete	Unruhezustände, Angstzustände chronisch kalte Extremitäten, Sensibilitätsstörungen, Anregung der Ausscheidung (→ Fußbad), Tag-Nacht-Umkehr (Kinder, die schlecht in den Tag oder in den Schlaf kommen), Schwerstkranke und sterbende Patienten
Wirkungsweise	Je nach Zusatz: beruhigend, harmonisierend (Lavendel), vitalisierend, erfrischend (Rosmarin), durch die Art der Waschung werden die Extremitäten und die Körpergrenzen deutlich erlebbar

Kontraindikationen	☞ 9.2
Anwendungsdauer und Häufigkeit	1-mal tgl., nach Bedarf, je nach Indikationsstellung früh morgens oder zur Nacht

Material

- Ätherische Öle plus Emulgator, je nach Indikation (z.B. Lavendel, Rosmarin ☞ Tab. 9.3-1, Tab. 9.3-2);
- Waschschüssel oder Fußbadewanne mit warmem Wasser (ca. 37 °C);
- Badethermometer;
- Waschhandschuh;
- Handtuch;
- Badelaken.

Durchführung eines Fußbads

- Den Patienten gut zugedeckt und entspannt in das Bett legen.
- Die Beine auf das Badelaken legen und von beiden Seiten einschlagen.
- Wassertemperatur prüfen und Zusatz hineingeben, Füße vorsichtig in das Wasser eintauchen, bis Bodenkontakt besteht.
- In kreisenden Bewegungen, mit eindeutiger Berührung und Waschrichtung den Fuß entsprechend seiner Anatomie waschen, dabei jede Zehe einzeln ausstreichen.
- Füße einzeln aus dem Wasser nehmen und gut abtrocknen, auch hier auf eindeutige Berührungsqualität (rhythmische Einreibungen, ☞ 10.1) achten.

Durchführung eines Handbads

- Die Durchführung unterscheidet sich nicht wesentlich von der des Fußbads.
- Auch beim Handbad ist auf eine entspannte Lagerung zu achten, insbesondere bei schwerstkranken Menschen.
- Die Hände nacheinander waschen und auch hier auf eine eindeutige Berührungsqualität achten.

Ansteigendes Armbad ☞ CD

Anwendungsgebiete	Unruhezustände, Angstzustände, Pektanginöse Beschwerden, Sensibilitätsstörungen

Wirkungs-weise	Entspannend, entkrampfend
Kontraindika-tionen	☞ 9.2
Anwendungs-dauer und Häufigkeit	10−15 min.,1-mal tgl., nach Bedarf, je nach Indikationsstellung morgens vor dem Aufstehen oder zur Nacht

Material

- Waschschüssel mit warmem Wasser (36−37 °C)
- Badethermometer;
- Evtl. Zusatz (je nach Indikation ☞ Tab. 9.3-1, Tab. 9.3-2);
- zusätzliches Gefäß mit sehr warmem Wasser;
- Handtuch.

Durchführung

- Wassertemperatur prüfen und evtl. Zusatz hineingeben.
- Die Arme bis zur Mitte des Oberarms mit Wasser bedecken.
- Das warme Wasser langsam nachgießen bis eine Wassertemperatur von 38−39 °C erreicht ist.
- Gut abtrocknen und 30−60 min. nachruhen lassen.

- Der Patient darf nicht schwitzen!
- Den Patienten während des gesamten Bades gut beobachten und nicht alleine lassen!
- Evtl. Vitalzeichenkontrolle.

Ansteigendes Fußbad ☞ CD

Anwendungs-gebiete	Anregung der Ausscheidung, schmerz-hafte Muskelverspannungen, poly-neuropathische Beschwerden
Wirkungs-weise	Entkrampfend, schmerzreduzierend, stoffwechselanregend
Kontraindika-tionen	☞ 9.2
Anwendungs-dauer und Häufigkeit	10−15 min., 1-mal tgl., nach Bedarf, je nach Indikationsstellung morgens vor dem Aufstehen oder zur Nacht

Material

- Fußbadewanne mit warmem Wasser (36−37 °C)
- Badethermometer;

- Fußmatte;
- Evtl. Zusatz (je nach Indikation ☞ Tab. 9.3-1, Tab. 9.3-2);
- Zusätzliches Gefäß mit sehr warmem Wasser;
- Handtuch.

Durchführung

- Wassertemperatur prüfen und evtl. Zusatz hineingeben.
- Die Füße bis unter Kniehöhe mit Wasser bedecken.
- Das warme Wasser langsam nachgießen bis eine Wassertemperatur von 39−40 °C erreicht ist.
- Gut abtrocknen und 30−60 min. nachruhen lassen.

- Beine und Unterleib warm halten.
- Den Patienten während des gesamten Bades gut beobachten und nicht alleine lassen!
- Evtl. Vitalzeichenkontrolle.

Wechselfußbad ☞ CD

Anwendungs-gebiete	Hypotonie
Wirkungs-weise	Kreislaufanregend, stoffwechselan-regend
Kontraindika-tionen	☞ 9.2
Anwendungs-dauer und Häufigkeit	10−15 min., 1-mal tgl., nach Bedarf, je nach Indikationsstellung morgens vor dem Aufstehen oder zur Nacht

Material

- 2 Fußbadewannen mit warmem Wasser (38−39 °C) und kaltem Wasser (20 °C);
- Badethermometer;
- Fußmatte;
- Evtl. Zusatz (je nach Indikation ☞ Tab. 9.3-1, Tab. 9.3-2);
- Zusätzliches Gefäß mit sehr warmem Wasser ;
- Handtuch.

Durchführung

- Wassertemperatur prüfen und evtl. Zusatz hineingeben.
- Die Füße zuerst 3 min. in das warme Wasser, dann max. 30 sec. in das kalte Wasser.

- Insgesamt 3-mal wiederholen und mit kaltem Wasser abschließen.
- Gut abtrocknen und 30–60 min. nachruhen oder spazieren gehen (ärztliche Anordnung beachten).

Sitzbad ☞ CD

Anwendungsgebiete	Wundbehandlung, Pilzinfektionen
Wirkungsweise	Je nach Zusatz entzündungshemmend, gerbend, stoffwechselanregend
Kontraindikationen	☞ 9.2
Anwendungsdauer und Häufigkeit	10–15 min., 1–2-mal tgl.

Material

- 1–2 l Kamillen-, Ringelblumen- oder Eichenrindentee (Zubereitung ☞ 7);
- Handtuch;
- Badethermometer;
- Sitzbadewanne.

Durchführung

- Wasser bis zum Hüftbereich des Patienten (im Sitzen) einlassen.
- Wassertemperatur und Substanz je nach Indikation ☞ Tab. 9.3-1, Tab. 9.3-2.
- 30–60 min. Nachruhe.

9.5   Inhalation bzw. Dampfbad ☞ CD

Anwendungsgebiete	Katarrh der oberen Luftwege
Wirkungsweise	Sekret-, schleimlösend, entzündungshemmend
Kontraindikationen	☞ 9.2, bei Säuglingen und Kleinkindern nicht geeignet
Anwendungsdauer und Häufigkeit	10–15 min., 1–2-mal tgl.

Material

- Zusätze wahlweise: Kamillenblüten, Thymiankraut (☞ 7) oder 2–5 Tr. ätherisches Öl (z.B. Pfefferminze, Eukalyptus ☞ Tab. 9.3-1, Tab. 9.3-2);
- Schüssel mit heißem Wasser;
- Badelaken;
- Handtuch.

Durchführung

- Verordnete Substanz in das heiße Wasser geben.
- Patient vor die Schüssel setzen und mit dem Badelaken kopfüber abdecken, sodass der Dampf eingeatmet werden kann.

Aufgrund der Verbrühungsgefahr Kinder unter 7 Jahren nur gemeinsam mit einem Erwachsenen inhalieren lassen.

Literatur

1 Augustin M, Schmiedel V: Leitfaden Naturheilkunde. Methoden, Konzepte und praktische Anwendung. 4. Aufl., München 2003.
2 Bachmann, Robert: Praxis Service Naturheilverfahren: klassische Methoden in Bild und Text. Stuttgart 1996.
3 Bachmann, Sandra: Äußere Anwendung/Physikalische Therapie. In: Schönau, Eckhard; Naumann, Emil; Längler, Alfred; Beuth, Josef (Hrsg.): Pädiatrie integrativ. Konventionelle und komplementäre Therapie. München 2005.
4 Kortenbusch, Theresia: Äußere Anwendung mit Eukalyptus. Inhalation als Kopfdampf. In Weleda Pflegeforum, Oktober 2001, Ausgabe 4, S. 12.
5 Krause, Monika, Uhlmann, Bärbel: Medizinische Bäder und Teilbäder. In Sitzmann, Franz (Hrsg.): Pflegehandbuch Herdecke. 3. vollst. überarb. und erw. Aufl. S. 355–371. Berlin, Heidelberg, New York 1998.
6 Pahlow, Mannfried: Das Grosse Buch der Heilpflanzen. Gesund durch die Heilkräfte der Natur. München 1993.
7 Rimpau W: Erfahrungen mit dem Rosmarin-Öldispersionsbad bei schmerzhaften Neuropathien. In: Pflegehandbuch Herdecke. Sitzmann F (Hrsg.), 3. vollst. überarb. und erw. Aufl., Heidelberg, New York 1998, S. 361–364.
8 Saller, Reinhard (Hrsg.): Phytotherapie: Klinische, pharmakologische und pharmazeutische Grundlagen. Heidelberg 1995.
9 Schilcher, Heinz; Kammerer, Susannen: Leitfaden Phytotherapie. 2. Aufl. München 2003.
10 Sonn, Annegret; Bühring, Ursel: Heilpflanzen in der Pflege. Bern 2004.

10 Einreibungen und Massagen

10.1 Rhythmische Einreibungen nach Wegmann/Hauschka

Allgemeines

Geschichtliche Entwicklung

Rhythmische Einreibungen haben ihren Ursprung Anfang des 20. Jahrhunderts. Die die anthroposophische Medizin wesentlich prägende Ärztin Ita Wegmann (1876–1943) entwickelte gemeinsam mit der Ärztin Margarethe Hauschka (1896–1980) die rhythmische Massage, die auch heute noch in der medizinischen Massagepraxis als Organeinreibungen oder Rhythmischen Massagen Anwendung findet. Erst in den 70er-Jahren des 20. Jahrhunderts entwickelte sich die Rhythmische Einreibungen für den pflegerisch-therapeutischen Bereich weiter ☞ 5.

Charakteristika der rhythmischen Einreibung nach Wegmann/Hauschka

- Im Unterschied zur klassischen Massage wird bei der rhythmischen Einreibung nicht mit Druck gearbeitet.
- Die Berührungsqualität ist gekennzeichnet durch leichte und fließende Berührung und rhythmische Bewegung.
- Es wird *auf* dem Gewebe gearbeitet, ohne es zu verschieben oder zu verformen, nicht *mit* dem Gewebe wie bei der Massage.
- Die Einreibung nur mit warmen Händen durchführen (keine Handschuhe!).
- Es werden jeweils nur die Körperteile aufgedeckt, die behandelt werden (Wärmeverlust vermeiden!).
- Die Kontaktaufnahme geschieht nicht plötzlich.
- Der Körperkontakt bricht während der Behandlung nicht ab.
- Die Behandlungsdauer beträgt in der Regel nicht länger als 3–5 min. mit anschließender Nachruhe von mindestens 20 min.
- Während der Behandlung keine Gespräche führen.

> Die Technik der rhythmischen Einreibung nach Wegmann/Hauschka kann nur in der Praxis vermittelt werden. Daher können die nachfolgenden Ausführungen lediglich exemplarischen Charakter haben. Spezielle Kurse zum Erlernen der rhythmischen Einreibung werden an entsprechenden Ausbildungsstätten angeboten (☞ Literatur).

Therapeutische Wirkung (☞ 5)

- Lokal verstärkte Durchblutung und Durchwärmung;
- Körperliche Entspannung, Entspannung bei Unruhe, Ängsten;
- Lokal analgetische Wirkung, lokale Lösung von muskulären Verspannungen;

Weiterleitung der lokalen Effekte über entsprechende viszerokutane und -muskuläre Reflexe auf betreffende innere Organe:

- Harmonisierung des vegetativen Nervensystems

Verbesserter Blut- und Lymphfluss:

- Verdauungsanregend;
- Atmungsvertiefend und beruhigend;
- Stimulation der Sinnesqualitäten (Tastsinn → taktile Stimulation);
- Verbesserte Körperwahrnehmung;
- Regulation des Schlaf-Wach-Rhythmus;
- Ausgleichen von Einseitigkeit → der Behandelte soll seine „Mitte" finden.

Anwendungsprinzipien

Wirksubstanzen

- Öle (ätherische Öle, ☞ Tab. 8.4-1);
- Salben, Emulsionen oder andere gleitfähige Substanzen.

Allgemeine Vorbereitungen

☞ 8.2

Allgemeine Kontraindikationen

- Bekannte Überempfindlichkeit gegenüber der Wirksubstanz;
- Hautverletzungen, Hautirritationen in dem betroffenen Hautareal;
- Empfindliche, gereizte Haut.

Die Einsatzmöglichkeiten der rhythmischen Einreibungen sind sehr vielfältig. Sie können sowohl als Prophylaxe (z.B. Pneumonieprophylaxe ☞ Brusteinreibung) in die pflegerische Grundversorgung integriert werden als auch in Form einer therapeutische Behandlung bei unterschiedlichen Beschwerden (z.B. bei Schmerzen) zur Anwendung kommen. Rhythmus entsteht durch die wechselnden Phasen des Verdichtens und Lösens in der Art der Berührung, welche der Behandelte als harmonischen, wohltuenden Gesamteindruck erlebt. Grundformen der rhythmischen Einreibung sind die Gerade und der Kreis. I.d.R. orientiert sich die Berührung an der Körperform, der Anatomie (z.B. Darmverlauf) und / oder dem Muskelverlauf.

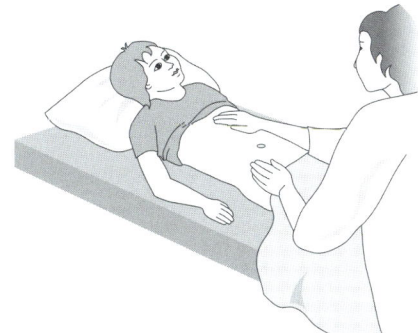

Abb. 10-1: Baucheinreibung

Baucheinreibung ☞ CD

Anwendungs-gebiete	Bauchschmerzen durch Blähungen und Darmkrämpfe, Obstipation, Koliken im Säuglingsalter, zur Beruhigung
Wirkungs-weise	Durchwärmend, schmerzlindernd, krampflösend, beruhigend, verdauungsanregend
Kontraindika-tionen	☞ Allgemeine Kontraindikationen
Behandlungs-intervalle	Nach Bedarf, mehrmals täglich

Material

- Substanz (z.B. Fenchel-, Melissen-, Kamillen-, Kümmelöl ☞ Tab. 8.4-1);
- 1 vorgewärmtes Handtuch;
- Evtl. Knierolle zur Entlastung der Bauchmuskulatur.

Vorbereitung des Patienten

- ☞ 8.2;
- Der Patient sollte möglichst entspannt liegen;
- Das vorgewärmte Handtuch wird unter den Bauch gelegt.

Durchführung

- Wenige Tropfen Öl in den Händen erwärmen, auf warme Hände achten.
- Kontaktaufnahme geschieht an den Flanken. Die linke Hand ist die führende Hand und hält den Kontakt.

- Mit gleichmäßigen, ruhigen Bewegungen das Öl auf dem Bauch verteilen und im Uhrzeigersinn um den Bauchnabel einreiben (so genannte Wärmekreise). Die Kreisrichtung richtet sich nach dem Verlauf des Dickdarms.
- Die Einreibung geschieht je nach Größe des Patienten mit einer oder beiden Händen. Die Berührungsqualität sollte eindeutig, aber ohne Druck sein. Hautkontakt während der gesamten Einreibung von ca. 2–3 min. halten.
- Den Patienten anschließend wieder gut zudecken und ca. 30 min. nachruhen lassen.

Brusteinreibung ☞ CD

Anwendungs-gebiete	Bronchitis, Pneumonie, Reizhusten, zur Pneumonieprophylaxe
Wirkungs-weise	Atmungsvertiefend und anregend, durchwärmend, schleimlösend, hustenreizlindernd
Kontraindika-tionen	☞ Allgemeine Kontraindikationen
Behandlungs-intervalle	2–3-mal tgl., nach Bedarf

Material

- Substanz (z.B. Lavendelöl, Thymianöl ☞ Tab. 8.4-1, Plantago-Bronchialbalsam®);
- 1 vorgewärmtes Schultertuch;
- 1 Abdecktuch.

Vorbereitung des Patienten

- ☞ 8.2;
- Der Patient liegt mit leicht erhöhtem Oberkörper zugedeckt im Bett;

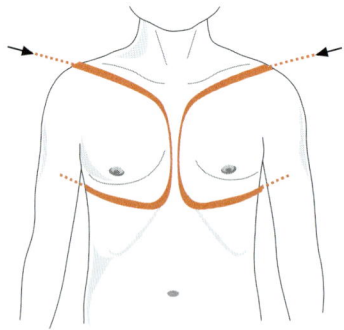

Abb. 10-2: Brusteinreibung

Wirkungs-weise	Atmungsvertiefend, atmungs-anregend, durchwärmend, schleimlösend, hustenreiz-lindernd, beruhigend, schlaf-fördernd
Kontraindika-tionen	☞ Allgemeine Kontraindikationen
Behandlungs-intervalle	1–2-mal tgl., nach Bedarf, beson-ders geeignet zur Nacht

Material

- Substanz (beispielsweise Lavendelöl, Thymian-öl, Aconitöl ☞ Tab. 8.4-1, Plantago-Bronchial-balsam®);
- 1 vorgewärmtes Schultertuch (Badetuch);
- 1 Abdecktuch;

Vorbereitung des Patienten

- ☞ 8.2;
- Patient sitzt möglichst entspannt auf einem Stuhl oder im Bett. Der Oberkörper ist nach vorn gebeugt, die Unterarme liegen auf einem Kissen;
- Das vorgewärmte Badetuch wird von vorn um den Oberkörper gelegt, die Schultern sind be-deckt, nur den Körperteil aufdecken, der einge-rieben wird.

- Das vorgewärmte Handtuch wird unter den Oberkörper gelegt, die Schultern sind bedeckt;
- Nur den Körperteil aufdecken, der eingerieben wird.

Durchführung

- Auf einer Seite beginnend taucht eine Hand mit der Handwurzel neben dem Schulter-gelenk unterhalb des Schlüsselbeins ein und wandert mit zunehmendem Kontakt zur Ster-numspitze.
- Vom Sternum aus dreht die Hand und wandert in Richtung der Rippenbögen zur Flanke hin. Das berührungsempfindliche Gebiet über dem Plexus solaris und dem Magen wird ausgespart. Die andere Hand hält den Kontakt an der Schulter.
- Berührungsqualität ☞ Eigenschaften der rhyth-mischen Einreibung nach Wegmann/ Hauschka.
- Danach die Seite wechseln.
- Die Abstriche ca. 3–5-mal pro Seite wiederho-len, Dauer insgesamt ca. 3–5 min., anschlie-ßend wieder gut zudecken und ca. 30 min. nachruhen lassen.

> Die Brusteinreibung kann auch auf beiden Seiten gleichzeitig durchgeführt werden.

Rückeneinreibung (einhändig) ☞ CD

Anwendungs-gebiete	Bronchitis, Pneumonie, Reizhusten, Schmerzen, Schlafstörungen, Tag-Nacht-Umkehr, zur Pneumoniepro-phylaxe, zur Dekubitusprophylaxe

Durchführung

- Zunächst die Substanz auf einer Rückenseite entsprechend neben der Wirbelsäule gleichmä-ßig verteilen.
- Danach wird jede Rückenseite einhändig mit abwärts wandernden Kreisen, entlang der Rü-ckenstreckermuskeln (M. erector spinae), ne-ben der Wirbelsäule, eingerieben.
- Ausgangspunkt ist der siebte Halswirbel bis hinunter zum Kreuzbeinbereich.
- Die andere Hand hält den Kontakt an der Schulter oder am Oberarm.
- Berührungsqualität ☞ Eigenschaften der rhyth-mischen Einreibung nach Wegmann/ Hauschka.
- Danach die Seite wechseln, die Einreibung ca. 2–3-mal pro Seite wiederholen, Dauer insge-samt ca. 3–5 min., anschließend wieder gut zu-decken.
- Ca. 30 min. Nachruhe.

- Andere Formen der Rückeneinreibung wie z.B. zweihändige Rückeneinreibung mit gegenläufigen oder phasenverschobenen Kreisen oder besondere Rückenabstriche können in speziellen Kursen erlernt werden.
- Die Einreibung kann auch in Bauch- oder Seitenlage durchgeführt werden.

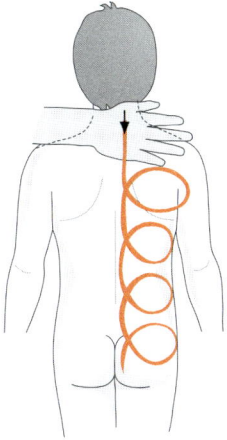

Abb. 10-3: Rückeneinreibung, einhändig

Fußeinreibung ☞ CD

Die Fußeinreibung kann isoliert oder in Verbindung mit einer Beineinreibung durchgeführt werden.

Anwendungs-gebiete	Schlafstörungen, chronisch kalte Füße, Empfindungs- oder Wahrnehmungsstörungen, Kopfschmerzen, Migräne, bei schwerst kranken oder sterbenden Menschen, zur Dekubitusprophylaxe
Wirkungs-weise	Schlaffördernd, beruhigend, entspannend, durchwärmend, wahrnehmungsfördernd
Kontraindika-tionen	☞ Allgemeine Kontraindikationen
Behandlungs-intervalle	1–2-mal tgl., nach Bedarf, vorzugsweise nach dem Erwachen oder zur Nacht

Material

- Substanz (z.B. Lavendelöl, Rosmarinöl);
- 1 vorgewärmtes Badetuch;
- Evtl. 1 Kissen.

Vorbereitung des Patienten

- ☞ 8.2;
- Der Patient liegt möglichst entspannt;
- Das vorgewärmte Handtuch wird unter die Beine gelegt, ansonsten ist der Patient zugedeckt;
- Das Kissen kann zur Entlastung der Bauchmuskulatur unter die Knie gelegt werden.

Durchführung für den linken Fuß (rechts entsprechend umgekehrt)

- Das angewärmte Öl mit beiden Händen in einer Bewegung an einem Fuß auftragen, die rechte Hand liegt auf dem Fußrücken, die linke Hand schmiegt sich dem Fußgewölbe an und umgreift das Fersenbein nah an der Ferse.
- Beide Hände gleiten leicht, ohne Druck, aber auch ohne zu kitzeln, vom Fußknöchel ausgehend über den Fuß bis hin zu den Zehenspitzen. Dabei die Zehen ganz bewusst von beiden Händen umschließen, bis die Hände sich lösen.
- Nach zwei- bis dreimaliger Durchführung hält die rechte Hand das Bein mit der flachen Hand. Die linke Hand umkreist die Ferse (ca. 2–5-mal) – vom Innenknöchel ausgehend über die Achillessehne bis zum Außenknöchel.
- Den Abschluss der Fußeinreibung bildet der *Abstrich*. Dabei streicht der Daumenballen der linken Hand vom Ballen der zweiten Zehe bis zur Ferse, die rechte Hand liegt auf dem Fußrücken. Der Abstrich wird ca. 2–5-mal durchgeführt, anschließend wird der Fuß in das Badetuch eingeschlagen und zugedeckt. Nachruhe mindestens 20 min.

> **!** Der Fußabstrich ist kontraindiziert bei Patienten mit spastischer Parese.

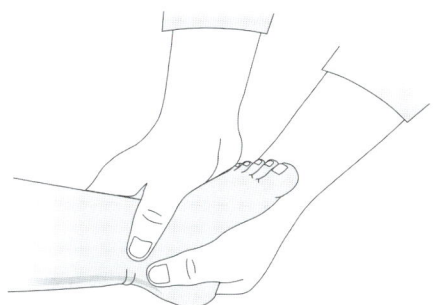

Abb. 10-4: Fußeinreibung

10.2 Atemstimulierende Einreibung (ASE) ☞ CD

Im Unterschied zur rhythmischen Einreibung nach Wegmann/Hauschka (☞ 10.1) wird die ASE mit konstantem Druck durchgeführt. Der Einreibende orientiert sich an der Atmung des Behandelten.

Anwendungs-gebiete	Schlafstörungen, Atemprobleme, Unruhe, zur Pneumonieprophylaxe
Wirkungs-weise	Atmungsvertiefend und -verlangsamend, beruhigend, schlaffördernd, wahrnehmungsfördernd
Kontraindika-tionen	☞ 10.1
Behandlungs-intervalle	1 – 2-mal tgl., nach Bedarf

Material

- Unparfümierte Wasser-in-Öl-Lotion (W/O-Lotion);
- Evtl. Kissen.

Vorbereitung des Patienten

- ☞ 8.2;
- Patient sitzt möglichst entspannt auf einem Stuhl oder im Bett. Der Oberkörper ist nach vorn gebeugt, die Unterarme liegen auf einem Kissen;
- Die Einreibung kann auch in Bauch- oder Seitenlage durchgeführt werden.

Durchführung

- Die angewärmte Lotion von der Schulter abwärts Richtung Steiß auftragen.
- Möglichst synchron zur Atmung des Behandelten wandern die flachen, geschlossenen Hände in kreisenden Bewegungen neben der Wirbelsäule entlang über die Rippenbögen.
- Der Druck der Hand an den Rippenbögen auf die Außenkante der Hände verlagern und verstärken. Dabei soll die Einatmung unterstützt werden.
- Nach ca. 5–6 Kreisen werden die Hände nacheinander wieder auf die Schultern gelegt und die Einreibung wiederholt.
- Nach ca. 5–10 min. wird die ASE mit der zu Beginn durchgeführten großflächigen Ausstreichung abgeschlossen.

10.3 Bürstenmassage

Anwendungs-gebiete	Hypotonie, Durchblutungsstörung der Extremitäten, rheumatische Beschwerden der Gelenke, Infektanfälligkeit
Wirkungs-weise	Kreislaufanregend, durchblutungsfördernd, Förderung des Venen und Lymphflusses, wahrnehmungsfördernd, Stärkung des Immunsystems
Kontraindika-tionen	☞ 10.1, aufgrund der anregenden Wirkung nicht zur Nacht durchführen, bei vorhandenen Krampfadern
Behandlungs-intervalle	1-mal tgl., i.d.R. vor dem Aufstehen, dem Duschen oder Waschen

Material

Massagebürste bzw. -handschuh.

Durchführung

- Auf dem rechten Fußrücken beginnend herzwärts in kleinen kreisenden Bewegungen über die Beinaußenseiten, -innenseiten, Knie und Oberschenkel zur Hüfte massieren; das linke Bein in dergleichen Abfolge, danach folgend das Gesäß;

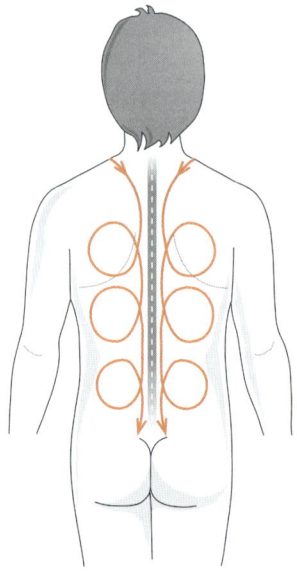

Abb. 10-5: Atemstimulierende Einreibung

- Nach den unteren Extremitäten und dem Gesäß folgen die Arme, die Brust von der Schulter ausgehend zum Brustbein;
- Anschließend wird der Bauch vom Bauchnabel ausgehend in spiralförmiger Bewegung, im Uhrzeigersinn (dem Verlauf des Darms folgend) massiert;
- Den Nacken schulterwärts und abschließend den Rücken von oben nach unten bis zum Gesäß hin massieren.

> Die Bürstenmassage kann so lange durchgeführt werden, wie sie als angenehm empfunden wird oder bis eine leichte Rötung der Haut eintritt.

Literatur

1 Bachmann, Sandra: Äußere Anwendung/Physikalische Therapie. In: Schönau, Eckhard; Naumann, Emil; Längler, Alfred; Beuth, Josef (Hrsg.): Pädiatrie integrativ. Konventionelle und komplementäre Therapie. Urban & Fischer München 2005.

2 Bertram M, Erforschung der Rhythmischen Einreibungen nach Wegmann/Hauschka – ein lebenswissenschaftliches Problem. Der Merkurstab 2004, 57 (4): 273–277.

3 Bienstein, Christel; Klein, Gerd; Schröder, Gerhard (Hrsg.): Atmen. Die Kunst der pflegerischen Unterstützung der Atmung. Stuttgart, New York 2000.

4 Bienstein, Christel; Fröhlich, Andreas: Basale Stimulation in der Pflege. Pflegerische Möglichkeiten zur Förderung von wahrnehmungsbeeinträchtigten Menschen. 2. Aufl. Düsseldorf 1992.

5 Fingardo, Monika: Rhythmische Einreibungen. Handbuch aus der Ita Wegman Klinik. CH-4143 Dornach 2002.

6 Glaser, Hermann: In einer wirklich menschlichen Geste Hand anlegen. In Pflegezeitschrift 1/98. S. 24–27.

7 Große-Brauckmann, Edelgard: Rhythmische Einreibung. In Deutsche Krankenpflege-Zeitschrift 2/1992. S. 94–96.

8 Große-Brauckmann, Edelgard: Rhythmische Einreibung nach Wegman/Hauschka. In Heilberufe ambulant 4. Heft 2, S. 20–21 und Heft 3, S. 12–13. Sonderdruck. Weleda AG. Schwäbisch Gmünd 2000.

9 Krause, Monika, Uhlmann, Bärbel: rhythmische Einreibungen. In Sitzmann, Franz (Hrsg.): Pflegehandbuch Herdecke. 3. vollst. überarb. und erw. Aufl. S. 372–375. Berlin, Heidelberg, New York 1998.

10 Layer, Monika (Hrsg.): Praxishandbuch Rhythmische Einreibungen nach Wegman/Hauschka. Bern 2003.

11 Schnur, Michaela: Äußere Anwendungen mit Eukalyptus. Brustwickel und Brusteinreibung mit Oleum athereum Eucalypti 10%. In Weleda Pflegeforum 4. Oktober 2001, Ausgabe 4, S. 8–9. Schwäbisch Gmünd 2001.

Ausbildungsstätten für Rhythmische Einreibung nach Wegman/Hauschka

- Carl Gustav Carus Akademie, Rissener Landstr. 193, D-22559 Hamburg
- Dörthe-Krause-Institut, Gerhard-Kienle-Weg 10, D-58313 Herdecke
- Margarethe-Hauschka-Schule, Gruibingerstr. 29, D-73087 Bad Boll
- Filderklinik, Im Haberschlai 7, D-70794 Filderstadt
- Klinik Öschelbronn, Am Eichof, D-75233 Niefern. Öschelbronn
- Ita Wegman Klinik, Pfeffingerweg 1, CH-4144 Arlesheim

III Praktische Anwendung

11 Allgemeine Anwendungsgebiete A – Z

Appetitlosigkeit

Allgemeine Empfehlungen

- Mehre kleine, regelmäßige und appetitlich angerichtete Mahlzeiten („das Auge isst mit");
- Zucker- und Zuckerersatzstoffhaltige Getränke und Nahrungsmittel vermeiden;
- Stress reduzieren;
- Gewürze individuell verwenden.

Innere Anwendungen

- So genannte Bitterstoffe (Amara) regen die Speichel- und Magensaftsekretion reflektorisch an. Dafür kann eine Teemischung aus Fenchelfrüchten, Schafgarbenkraut, Wermutkraut, Thymiankraut oder Pfefferminzblättern (aa 25 g, ☞ 7) hergestellt werden.
- 1 TL Teemischung mit 150 ml heißem Wasser übergießen, 5–10 min. abgedeckt ziehen lassen, abseihen.
- Je 1 Tasse möglichst ungesüßt 30 min. vor der Mahlzeit trinken.

Äußere Anwendung

Leberkompresse oder Dampfkompresse mit Schafgarbentee (☞ 7, 8.3).

Asthma bronchiale, spastische Bronchitis

Allgemeine Empfehlungen

- Regelmäßiger Tagesrhythmus;
- Atem- und Entspannungsübungen.

Innere Anwendung

- Prinzipiell: viel orale Flüssigkeit zu sich nehmen;
- Mindestens 3 Tassen Hustentee (☞ 7) über den Tag verteilt warm trinken;
- 1 Tasse Salbeitee zur Nacht trinken (☞ 7).

Äußere Anwendungen

- Ölkompresse mit Lavendelöl zur Nacht (☞ 8.4);
- Senfmehlkompresse (☞ 8.6);
- Brustkompresse mit Thymiantee (☞ 8.3);
- Atemstimulierende Einreibung oder Rücken- und Brusteinreibung (☞ 10.1);
- Kartoffelauflage (☞ 8.3);
- Brustwickel nach Kneipp (☞ 8.5).

Blähungen, Koliken

Allgemeine Empfehlung

Fester Tagesablauf und regelmäßige und ausgewogene Mahlzeiten.

Innere Anwendungen

Windtreibender Tee (☞ 7), 1–3 Tassen warm und schluckweise trinken.

Äußere Anwendungen

- Heublumensäckchen oder warmes Kirschkernsäcken (☞ 8.3, 8.4);
- Baucheinreibung mit Kamillen-, Kümmel-, Fenchel- oder Melissenöl (☞ 10.1);
- Feucht-warme Sauerklee-Bauchauflage (☞ 8.4);
- Feucht-heiße Bauchauflage mit Kamille (☞ 8.3);
- Fußeinreibung (☞ 10.1);

Bronchitis, Husten

Allgemeine Empfehlungen

- Bettruhe;
- Körper warm halten;
- Ausreichende Flüssigkeitszufuhr und vitaminreiche, ausgewogene Ernährung;
- Raumluft anfeuchten.

Innere Anwendungen

- Hustenteemischung (☞ 7); evtl. gesüßt mit Flechten- oder Fenchelhonig;
- Nach Bedarf, mindestens 3 Tassen über den Tag verteilt warm trinken.

Äußere Anwendungen

- Brustwickel (☞ 8.3) oder Brusteinreibung mit Lavendelöl (☞ 10.1);
- Atemstimulierende Einreibung (☞ 10.2);
- Bienenwachskompresse (☞ 8.4);
- Zitronenbrustwickel (☞ 8.3);

- Kartoffelauflage (☞ 8.3), Ingwermehlwickel (☞ 8.6);
- Vollbad mit Lavendel-, Fichtennadelzusatz (☞ 9.3).

Erschöpfungszustand, Stimmungslabilität

Innere Anwendung

Gute-Nacht-Tee, Beruhigungstee (☞ 7), 1–2 Tassen zur Nacht warm trinken.

Äußere Anwendungen

- Beruhigendes Fuß- oder Vollbad mit Lavendel-, Melissen- oder Fichtennadelzusatz (☞ 9.4);
- Ölbad (☞ 9.3);
- Ansteigendes Arm- oder Fußbad (☞ 9.4);
- Beruhigende Fußeinreibung (☞ 10.1).

Fieber, fieberhafte Infekte

Fieber ist eine physiologische und bis auf einige Ausnahmesituationen sinnvolle Reaktion des Organismus. Es ist somit lediglich ein Symptom und keine behandelbare Diagnose. Gerade im Kleinkindalter ist auftretendes Fieber oft nicht auf eindeutige Ursachen zurückzuführen. Die Behandlung des Fiebers besteht daher vorrangig in der Behandlung beeinträchtigender Begleitsymptome und meist nicht so sehr in einer messbaren Fiebersenkung. Davon unbenommen bleibt die Notwendigkeit der Abklärung und Behandlung der Fieberursache.

Allgemeine Empfehlungen

Die komplementäre Behandlung des Fiebers erfolgt symptomatisch und den Fieberphasen entsprechend. Im Fieberanstieg mit den Symptomen *Frieren* und *kühle Extremitäten* liegt der Schwerpunkt in der Wärmezufuhr. In der Fieberhöhe mit den Leitsymptomen *Schwitzen* und *warme Extremitäten* können physikalische Maßnahmen zur Symptomlinderung durchgeführt werden:

- Leichte atmungsaktive Kleidung, auf warme Füße achten;
- Leicht zudecken ohne Wärmestau;
- Für ausreichend frische Luft – ohne Zugluft – sorgen;
- Auf ausreichende Flüssigkeitszufuhr und leicht verdauliche Mischkost achten;
- Ruhe und Zuwendung.

Innere Anwendung

Im Fieberanstieg Fiebertee (☞ 7) aus Holunderblüten, Lindenblüten und Melissenblättern langsam und warm trinken, bei Bedarf mischen mit Säften.

Äußere Anwendungen

- Im Fieberanstieg, bei kalten Füßen Fußeinreibung (☞ 10.1) oder Fußbad (☞ 9.4) mit Lavendelzusatz;
- Feucht-heißer Arnikawickel als „Pulswickel" (☞ 8.3) im Fieberanstieg, bei Unruhe, Übelkeit;
- In der Fieberhöhe und bei warmen Extremitäten Wadenwickel (☞ 8.5), Quarkauflage (☞ 8.5);
- Bei starkem Schwitzen Hand-/Fußbad mit Salbeitee (☞ 7, 9).

Gelenkschmerzen (akut/chronisch)

Innere Anwendung

- Mehrmals tgl. 1 Tasse Birkenblättertee oder Brennnesselkraut/-blättertee (☞ 7);
- Weitere hilfreiche Heilpflanzentees: Goldrutenkraut (Solidaginis herba), Weidenrinde (Salicis cortex) oder Pappelrinde/-blätter (Populi cotex/-folium).

Äußere Anwendungen bei akuter Symptomatik

- Kühle Kohl- bzw. Wirsingkohl- oder Quarkauflage (☞ 8.5);
- Kneippsche Güsse (☞ 9.4),

Äußere Anwendung bei chronischer Symptomatik

- Heublumensäckchen/-auflagen (☞ 8.3), Bienenwachskompresse (☞ 8.4);
- Warme Ölwickel (☞ 8.4);
- Öldispersionsbad (☞ 9.3), Fichtennadelbad (☞ 9.3);
- Einreibung der betroffenen Extremitäten (☞ 10.1);
- Heilerdeauflage (☞ 8.4).

Halsentzündungen, Halsschmerzen

Innere Anwendung

Mundspülung oder Gurgeln mit Salbei- oder Ringelblumentee (☞ 7).

Äußere Anwendungen

- Zitronenhalswickel (☞ 8.3);
- Kartoffelauflage (☞ 8.3);
- Heilerdeauflage (☞ 8.4);
- Quarkwickel (☞ 8.5);
- Prießnitz-Halswickel (☞ 8.5);
- Ansteigende Fußbäder (☞ 9).

Hämorrhoiden

Thrombosegefahr beachten!

Allgemeine Empfehlungen

- Ausgewogene ballaststoffreiche Ernährung mit 2–3 l Flüssigkeit pro Tag;
- Regelmäßige Bewegung;
- Langes Sitzen oder Stehen vermeiden;
- Auf einen regelmäßigen und weichen Stuhlgang achten;
- Gründliche und feuchte Reinigung der Analgegend mit warmem Wasser.

Äußere Anwendungen

- Salbenkompresse (☞ 8.4) mit Hamamelissalbe (→ Apotheke);
- Sitzbad mit Eichenrinden- oder Schafgarbentee (☞ 7, 9).

Harnverhalt

Äußere Anwendungen

- Warmes Kirschkernsäckchen (☞ 8.4);
- Eukalyptusölauflage auf die Blase (☞ 8.4);

Harnwegsinfekte

Allgemeine Empfehlungen

- Mindestens 2 l Flüssigkeit pro Tag;
- Regelmäßige Harnentleerung, nicht erst bei Harndrang;
- Ausgewogene Vitamin-C- und säurehaltige Ernährung, zuckerreiche Nahrungsmittel reduzieren;
- Auf warme Füße und warmen Unterleib achten;
- Auf parfümierte Seifen oder Intimwaschlotionen verzichten.

Innere Anwendung

Blasen- und Nierentee, mindestens 1 l über den Tag verteilt warm trinken (☞ 7).

Äußere Anwendungen

- Ölwickel mit Eukalyptus- oder Kamillenöl auf die Blasengegend (☞ 8.4);
- Warmes Kirchkernsäckchen oder Dampfkompresse (☞ 8.4);
- Fußeinreibung (☞ 10.1) oder Fußbad mit Rosmarinzusatz (☞ 9.4);
- Warmes Sitzbad oder Dampf-Sitzbad mit Ackerschachtelhalm oder Kamille (☞ 9.4).

Hautjucken (Pruritus), Juckreiz

Allgemeine Empfehlungen

- Synthetische, pH-neutrale Wasch- oder Badezusätze vermeiden;
- Feuchtigkeit spendende und beruhigende Pflegelotion verwenden.

Äußere Anwendung

Betroffene Hautstellen mit Stiefmütterchen-, Malventee oder Ackerschachtelhalmtee abtupfen (☞ 7).

Herpes labialis

☞ Mundschleimhautentzündung

Herzbeschwerden

Ursachen medizinisch abklären!

Äußere Anwendungen

- Senfmehlkompresse am linken Oberarm (☞ 8);
- Herzsalbenlappen mit Lavendelöl, Arnikasalbe (☞ 8.4);
- Ansteigendes Armbad (☞ 9.4).

Hypertonie

Allgemeine Empfehlungen

- Stressreduktion und ausreichend Schlaf;
- Ausgewogene salzarme Ernährung mit ausreichender Flüssigkeitszufuhr;
- Kaffee, Schwarztee und koffeinhaltige Erfrischungsgetränke vermeiden;
- Regelmäßige Bewegung.

Innere Anwendung

2–3 Tassen Tee aus Melissenblättern, Ackerschachtelhalmkraut, Johanniskraut und Schafgarbenkraut über den Tag verteilt trinken (☞ 7).

Äußere Anwendungen

- Kniesguss (☞ 9.4);
- Kneippsche Waschung (☞ 9.4).

Hypotonie

Allgemeine Empfehlung
Kreislaufanregende Übungen vor dem Aufstehen.

Äußere Anwendungen
- Bürstenmassage vor dem Aufstehen (☞ 10.3);
- Wechselfußbad, Kneippsche Güsse (☞ 9.4);
- Fußeinreibungen mit Rosmarinöl (☞ 10.1);
- Fußbad oder Waschung mit Rosmarinzusatz am Morgen (☞ 9.4).

Infektanfälligkeit

Ein gewisses Maß an Infektionskrankheiten im Kindesalter ist für die Ausreifung eines gesunden und leistungsfähigen Immunsystems unabdingbar. Die komplementäre Therapie soll dem kindlichen Organismus eine Unterstützung und Hilfestellung bieten, mit den Infekten umzugehen.

Allgemeine Empfehlungen
- Ausgewogene Vitamin-C-reiche Ernährung;
- Auf warme Hände und Füße achten;
- Regelmäßige Bewegung im Freien;
- Regelmäßige Schlafens- und Essenszeiten.

Innere Anwendungen
- Tgl. 1–2 Tassen Erkältungswettertee (☞ 7) zur Abwehrstärkung über den Tag verteilt trinken;
- In den Wintermonaten regelmäßig Schleheneli-xier oder Sanddornsaft trinken.

Äußere Anwendungen
- Wassertreten (☞ 9.4);
- Kneippsche Waschungen, Vollguss (☞ 9.4).

Kopfschmerzen, Migräne, Spannungskopfschmerzen

Einer komplementär-medizinischen Therapie von Kopfschmerzen muss eine Abklärung insbesondere akuter entzündlicher Prozesse vorausgegangen sein!

Allgemeine Empfehlungen
Symptomatische und planvolle schmerztherapeutische Behandlung während eines Migräneanfalls.

Als Prophylaxe:
- Geregelte, gesunde und ausgewogene Ernährung mit reduziertem Zuckerkonsum, Vermeidung von kakao- und koffeinhaltigen Nahrungsmitteln;
- Ausreichender und regelmäßiger Schlaf, geregelte Tagesgestaltung;
- Regelmäßige Bewegung an frischer Luft;
- Entspannungsübungen.

Äußere Anwendungen
- Einreibung der Stirn, Schläfen sowie Nacken- und Schulterregion mit Lavendel-, Pfefferminz- oder Aconitöl (☞ 10.1);
- Kalte Güsse an beiden Armen oder Knien (☞ 9.4);
- Fußbäder mit Rosmarin, Senfmehl (☞ 9.4);
- Feucht-kühle Stirnkompresse mit Lavendelbademilch oder Meerrettichauflage auf Stirn- oder Nebenhöhlen (☞ 8.6).

Magen- bzw. Oberbauchbeschwerden

Allgemeine Empfehlung
- Mehrere kleine, regelmäßige und ausgewogene Mahlzeiten;
- Regelmäßiger Tagesrhythmus;
- Stressreduzierung;
- Für warme Füße sorgen.

Innere Anwendungen
- 2–3 Tassen Magentee (☞ 7) über den Tag verteilt warm und schluckweise trinken.
- Kamillentee-Rollkur für 2–3 Wochen. Dafür vor dem Aufstehen 1–3 Tassen Kamillenblütentee schluckweise trinken, dabei langsam die Position von Seitenlage in Rückenlage in Seitenlage verändern.

Äußere Anwendungen
- Heublumensäckchen (☞ 8.3);
- Baucheinreibung mit Kamillen-, Kümmel-, Fenchel- oder Melissenöl (☞ 10.1);
- Feucht-warme Oxalis-Salbenkompresse (☞ 8.4);
- Feucht-heiße Bauchauflage oder Dampfkompresse mit Kamille (☞ 8.3);
- Fußbad mit Lavendel- oder Rosmarinzusatz (☞ 9.4).

Menstruationsbeschwerden

Innere Anwendung

2–3 Tassen Frauentee (☞ 7) langsam über den Tag verteilt trinken.

Äußere Anwendungen

- Vollbad mit Melissenzusatz (☞ 9.3);
- Feucht-heiße oder Dampfkompresse mit Schafgarbentee (☞ 8.3);
- Heublumen-, Kirschkernsäckchen (☞ 8.3, 8.4);
- Oxalis-Salbenkompresse (☞ 8.4).

Migräne

☞ Kopfschmerzen

Mundgeruch

Innere Anwendungen

- Regelmäßige Mundspülung mit Salbei-, Thymian- oder Ringelblumenblütentee (☞ 7);
- 1 Scheibe Zitrone aussaugen.

Mundschleimhautentzündung (Stomatitis), Zahnfleischentzündung (Gingivitis) und Schleimhautläsionen (Aphthen)

Allgemeine Empfehlungen

- Gute und regelmäßige Zahn- und Mundpflege;
- Aroma-, bleich- und farbstofffreie Zahnpasten und Mundwässer benutzen.

Innere Anwendungen

- Mundspülung mit Salbei-, Thymian oder Ringelblumentee (☞ 7);
- Ratanhiatinktur oder Mundwasser (☞ 2), Blutwurz- (Tormentillae rhizoma) oder Myrrhentinktur oder Mundwasser aus der Apotheke mehrmals tgl. nach jeder Mahlzeit.

Muskelkrämpfe, Muskelkater, Wadenkrämpfe

Allgemeine Empfehlung

Ausgewogene, eiweißreiche Ernährung: insbesondere grünes Gemüse, Milch und Milchprodukte, magnesiumreiches Mineralwasser, Vollkornprodukte, Mandelmus.

Äußere Anwendungen

- Fuß-, Wadeneinreibung mit Arnikaöl (☞ 10.1);
- Voll-, Teilbäder mit Lavendelzusatz (☞ 9).

Muskelverspannungen von Rücken und Nacken

Allgemeine Empfehlungen

- Rückenschonende Bewegungen;
- Regelmäßige Bewegungsübungen, Rückenschule.

Äußere Anwendungen

- Feucht-heiße oder Dampfkompresse mit Arnika (☞ 8.3);
- Heiße Rolle, Fangopackung (☞ 8.3);
- Kartoffel-, Leinsamenauflage (☞ 8.3);
- Rücken-, Nackeneinreibung mit Arnika- oder Lavendelöl (☞ 10.1);
- Warme Ölkompresse mit Lavendel-, Johanniskraut, Akonitöl (☞ 8.4);
- Heublumensäckchen (☞ 8.3).

Nervenschmerzen

Allgemeine Empfehlung

Betroffene Stellen warm halten.

Äußere Anwendungen

- Ölauflage (☞ 8.4) oder Einreibung der betroffenen Stellen mit Aconit- oder Johanniskrautöl (☞ 10.1);
- Öldispersionsbad, Fichtennadelbad (☞ 9.3).

Nervosität, Reizbarkeit, Unruhezustände

Allgemeine Empfehlungen

- Reizüberflutung und Stress vermeiden;
- Tagesvor- und -rückblick;
- Rhythmische und planvolle Tagesgestaltung;
- Entspannungsübungen, regelmäßige Bewegung.

Innere Anwendung

- Gute-Nacht-Tee, Beruhigungstee (☞ 7);
- 1–2 Tassen zur Nacht warm trinken.

Äußere Anwendungen

- Beruhigendes Fuß- oder Vollbad mit Lavendel-, Melissen- oder Fichtennadelzusatz (☞ 9.4);

- Öldispersionsbad (☞ 9.3);
- Ansteigendes Arm- oder Fußbad (☞ 9.4);
- Beruhigende Fuß-, Rückeneinreibung, ASE (☞ 10.1).

Obstipation

Allgemeine Empfehlungen

- Ausgewogene faser- und ballaststoffreiche Ernährung mit ausreichender Flüssigkeitszufuhr;
- Regelmäßige Bewegung;
- Eingeweichtes Trockenobst oder Leinsamenbrei.

Äußere Anwendungen

- Baucheinreibung mit Fenchel-, Kamillen- oder Kümmelöl (☞ 10.1);
- Feucht-warme Bauchauflage oder Ölkompresse (☞ 8);
- Lendenwickel nach Kneipp (☞ 8.5; **nicht in der Schwangerschaft!**).

Ödeme

Allgemeine Empfehlungen

- Beine hochlagern;
- Stressreduktion und Ruhephasen.

Innere Anwendung

- Blasen- und Nierentee (☞ 7)
- Mindestens 1 l über den Tag verteilt warm trinken.

Äußere Anwendungen

- Vollbad mit Kastanienzusatz, Meersalz oder Ackerschachtelhalmkraut (☞ 9.3);
- Wechselfußbad mit Bürstenmassage von den Zehen zu den Oberschenkeln (☞ 9.4);
- Beineinreibung mit Rosmarinöl / salbe (☞ 10.1).

Ohrenschmerzen

Allgemeine Empfehlungen

- Auf warme Füße achten;
- Nase mit pflanzlichen Nasensprays oder physiologischer Kochsalzlösung freihalten;

Äußere Anwendungen

Zwiebelkompresse, Kamillesäckchen (☞ 8.4).

Prellungen, Quetschungen, Verstauchungen

Äußere Anwendungen

- Kühle Umschläge mit Arnika-Essenz, Arnika- oder Calendula-Salbe oder -Gel als Salbenkompresse (☞ 8);
- Kühle Quarkauflage (☞ 8.5);
- Kohlauflage (☞ 8.5);
- Heilerdeauflage (☞ 8.4).

Reizbarkeit

☞ Nervosität

Reizblase

Allgemeine Empfehlungen

- Auf warme Kleidung und warme Füße achten, Unterkühlung vermeiden;
- Saure Speisen, Kaffee, Alkohol und scharfe Gewürze reduzieren;
- Mindestens 2 – 3 l Trinkmenge pro Tag.

Innere Anwendung

- Blasen- und Nierentee (☞ 7);
- Mindestens 1 l über den Tag verteilt warm trinken;
- Weitere Teesorten: Johanniskraut, Melissenblätter (☞ 7).

Äußere Anwendungen

- Ansteigende Fußbäder (☞ 9.4) oder Fußeinreibung (☞ 10.1);
- Sitz-, Vollbäder mit Ackerschachtelhalm, Lavendel oder Melisse (☞ 9);
- Eukalyptusblasenkompresse (☞ 8.4);
- Kirschkern-, Heublumensäckchen (☞ 8.3, 8.4).

Schlafstörungen

Allgemeine Empfehlungen

- Atem- und Entspannungsübungen vor dem Schlafengehen;
- Zimmertemperatur nicht wärmer als 20 °C.

Innere Anwendung

Gute-Nacht-Tee, Beruhigungstee zur Nacht (☞ 7), 1 – 2 Tassen zur Nacht warm trinken.

Äußere Anwendungen

- Beruhigendes Fuß- oder Vollbad (Ölbad) mit Lavendel-, Melissen- oder Fichtennadelzusatz (☞ 9);
- Ansteigendes Fußbad (☞ 9.4);
- Beruhigende Fußeinreibung (☞ 10.1);
- Ansteigendes Armbad (☞ 9.4);
- Heiße Rolle (☞ 8.3);
- Brust- bzw. Lendenwickel nach Kneipp (☞ 8.5), Kniegruss (☞ 9.4).

Schleimhautläsionen

☞ Mundschleimhautentzündung

Schnupfen (akute Rhinitis)

Allgemeine Empfehlungen

- Räume gut belüften und Raumluft anfeuchten;
- Füße warm halten;
- Pflege der Nasenschleimhaut mit physiologischer Kochsalzlösung, Pflanzliche Nasensprays oder -tropfen mehrmals tgl., bei gestillten Säuglingen einen Tropfen Muttermilch in jedes Nasenloch geben.

Äußere Anwendungen

- Inhalation bzw. Dampfbad mit Salz, Thymiankraut oder Kamillenblüten (☞ 9.5);
- Senfmehlfußbad (☞ 9.4);
- Ansteigendes Vollbad (☞ 9.3);
- Meerrettichauflage auf Stirn- oder Nebenhöhlen (☞ 8.4).

Sonnenbrand

☞ Verbrennungen, Verbrühungen

Stimmungslabilität

☞ Erschöpfungszustand

Thrombophlebitis

Allgemeine Empfehlung

Entsprechende Extremitäten hochlagern.

Äußere Anwendungen

- Quarkauflage (☞ 8.5);
- Kohlauflage (☞ 8.5);
- Heilerdeauflage (☞ 8.4).

Unruhezustände

☞ Nervosität, Reizbarkeit

Verbrennungen, Verbrühungen, Sonnenbrand

Allgemeine Empfehlung

Sofortige, ausgiebige Kühlung für 15–20 min. mit kaltem Wasser möglichst bis zur Schmerzfreiheit.

Äußere Anwendung

Bei Verbrennungen I. und II. Grades, Sonnenbrand nach der sofortigen Kühlung Umschläge mit Brandessenz (z.B. Combudoron® → Apotheke);

Verstauchungen

☞ Quetschungen, Prellungen

Völlegefühl, Verdauungsbeschwerden

☞ Obstipation

Wadenkrämpfe

☞ Muskelkrämpfe

Wechseljahresbeschwerden

Innere Anwendungen

- Bei Hitzewallungen 2–3 Tassen Tee aus Salbeiblättern, Melissenblättern und Johanniskraut (☞ 7);
- Bei Schlafstörungen und Stimmungslabilität: Frauen-Beruhigungstee Tee (☞ 7), 2 Tassen tägl. langsam trinken.

Äußere Anwendungen

Kniegruss, Kneippsche Oberkörperwaschung (☞ 9.4).

Zahnfleischbluten

Allgemeine Empfehlungen

- Ausgewogene, Vitamin-C-reiche und industriezuckerarme Ernährung mit Hirse und Reis-Mahlzeiten;
- Regelmäßiges Zähneputzen in kreisenden Bewegungen vom Zahnfleisch zum Zahn (von Rot nach Weiß);
- Zahnzwischenräume mit ungewachster Zahnseide reinigen;

- Aroma-, bleich- und farbstofffreie Zahnpasten und Mundwässer benutzen;
- Regelmäßige Zahnarztbesuche.

Innere Anwendungen

- Mundspülung mit Salbei- oder Ringelblumentee (☞ 7), Blutwurz- (Tormentillae rhizoma) oder Ratanhia-Tinktur (Ratanhiae radix) oder Echinacea-Mundwasser aus der Apotheke mehrmals tgl. nach der Mahlzeit;
- Zahnpflege mit Sole-, Ratanhia oder Calendula-Zahncreme.

Zahnfleischentzündung

(☞ Mundschleimhautentzündung)

Zahnschmerzen

Allgemeine Empfehlung

Federkissen vermeiden.

Innere Anwendungen

- Mundspülung mit Salbeiblätter- oder Kamillenblütentee (☞ 7);
- Lutschen von einer Gewürznelke.

Literatur

1 Augustin, Matthias; Schmiedel, Volker: Leitfaden Naturheilkunde. Methoden, Konzepte und praktische Anwendung. 4. Aufl., München 2003.
2 Bachmann, Sandra (2005): Äußere Anwendung/ Physikalische Therapie. In: Schönau, Eckhard; Naumann, Emil; Längler, Alfred; Beuth, Josef (Hrsg.): Pädiatrie integrativ. Konventionelle und komplementäre Therapie. Urban & Fischer München, 2005.
3 Hobohm U.; Fever therapy revisited; British Journal of Cancer: 92: 421–425; 2005
4 Hoehl, Mechthild; Kullick, Petra (Hrsg.): Kinderkrankenpflege und Gesundheitsförderung. Stuttgart 2002.
5 Kellnhauser, Edith (u.a., Hrsg.): Thiemes Pflege. Professionalität erleben. 10. völlig neu überarbeitete Aufl., Stuttgart, New York 2004.
6 Sitzmann, Franz (Hrsg.): Pflegehandbuch Herdecke. 3. vollst. überarb. und erw. Aufl. S. 376–410. Berlin, Heidelberg, New York 1998.
7 Sonn, Annegret; Bühring, Ursel: Heilpflanzen in der Pflege. Bern 2004.
8 Stadelmann, Ingeborg: Die Hebammensprechstunde. 14 Aufl. Kempten 2002.
9 Schilcher, Heinz; Kammerer, Susannen: Leitfaden Phytotherapie. 2. Aufl. München 2003.
10 Thews, Gerhard; Mutschler, Ernst; Vaupel, Peter: Anatomie, Physiologie, Pathophysiologie des Menschen. 3. völlig neu bearb. und erw. Aufl. Stuttgart 1989.
11 Roche Lexikon Medizin. 2. neubearb. Aufl. München 1987.
12 Roemer, Franziska: (Hrsg.): Wala Vademecum. Einführung in ausgewählte Wala Arzneimittel für Ärzte und Apotheker. Wala Heilmittel GmbH Bad Boll, Eckwälden 2002.
13 Wala Heilmittel GmbH (Hrsg.): Wala Hebammenkompendium. Natürliche Behandlung und Pflege in der Schwangerschaft. 6. Aufl., Bad Boll, Eckwälden 2003.
14 Weleda AG Heilmittelbetriebe (Hrsg.): Weleda Beratungskompendium OTC. 3. Aufl. Schwäbisch Gmünd 2003.

12 Besonderheiten in Schwangerschaft und Stillzeit

Dammriss Prophylaxe / Damm-Massage

Die Dammmassage soll zur besseren Durchblutung der Scheiden-Damm Region führen und somit das Gewebe dehnfähiger und weicher machen. Das Ausmaß eines Dammrisses soll gemindert werden. Bei der Durchführung der Dammmassage ist es wichtig, das Perineum nicht nur von außen zu massieren, sondern auch den inneren Scheidengang. Dabei wird der Daumen oder Zeigefinger ca. 2–3 cm weit in die Scheide eingeführt und der Damm Richtung Anus sowie seitlich mit sanften Druck gedehnt. Die Dehnung sollte so lange anhalten, bis ein Brennen oder Kribbeln auftritt (ca. 2 min.).

Kontraindikationen
- ☞ 10;
- Entzündungen oder Schmerzen im Vaginalbereich;
- Vorzeitige Wehentätigkeit.

Behandlungsintervalle
Ab der 34. Schwangerschaftswoche 3–4-mal pro Woche für 2–5 min.

Material
Verwenden Sie für die Massage des Intimbereichs ein hochwertiges und gut verträgliches Damm-Massageöl aus der Apotheke (z.B. auf Mandel- und Weizenkeimölbasis).

Eisenmangel (physiologische Schwangerschaftsanämie)

Allgemeine Empfehlungen
- Ausgewogene Ernährung, insbesondere rote und grüne Gemüsesorten (z.B. rote Beerenfrüchte, Feldsalat, Endiviensalat, Spinat, Brennnessel, Petersilie) sowie Fenchel, Paprika und mageres Fleisch, Nüsse und Vollkornprodukte;
- Kaffee- und Schwarzteekonsum einschränken;
- Vitamin C aus Sanddorn- oder Schlehenelixieren, Zitrusfrüchten, Hagebuttentee (☞ 7);

Innere Anwendungen
- 3 Tassen Brennnesseltee mit Zitrone über den Tag verteilt trinken (☞ 7);
- Geburtsvorbereitungstee / Schwangerschaftstee 1 l über den Tag verteilt in Absprache mit der Hebamme oder dem Arzt trinken (☞ 7).

Erbrechen
☞ Übelkeit

Juckreiz
☞ Hautjucken

Lochialstau

> **!** Gefahr der Gebärmutterabkickung (Retroflexio)!

Allgemeine Empfehlungen
- Regelmäßiges Stillen → Stillberatung;
- Zur Ruhe kommen;
- Regelmäßige Rückbildungsgymnastik;
- Ggf. Einlauf.

Innere Anwendung
2 Tassen Tee aus Frauenmantelkraut und Melissenblättern über den Tag verteilt trinken (☞ 7).

Äußere Anwendungen
- Senfmehlfußbad (☞ 9.4);
- Baucheinreibung (☞ 10.1);
- Kirschkernsäckchen oder feucht-warme Bauchauflage (☞ 8.3, 8.4).

Mastitis im Wochenbett (puerperale Mastitis)

In 95 % der Fälle liegt die Ursache einer Mastitis in einer bakteriellen Kontamination durch *Staphylococcus aureus* verursacht durch wunde Brustwarzen oder Rhagaden. Daher ist eine professionelle Stillberatung eine sinnvolle Prophylaxe (☞ Milchstau).

Allgemeine Empfehlungen

- In Absprache mit dem Arzt oder der Hebamme:
- Strenge Bettruhe;
- Entspannung, Ruhe, Stressreduzierung;
- Regelmäßiges Entleeren der Brust, bei Trinkverweigerung durch Abpumpen der Muttermilch;
- Stillposition überprüfen und wechseln → Stillberatung!
- Einengende Kleidung vermeiden.

Äußere Anwendung

Nach dem Anlegen kühle Quark-, Kohl- oder Heilerdeauflage auf die betroffene Brust auflegen (☞ 8.5).

Milchbildung

Verzögerte oder geringe Milchbildung

Mögliche Ursachen

- Ungünstige Stillposition und fehlerhaftes Ansaugen;
- Stress;
- Wachstumsschübe des Kindes;
- Unzureichende Trinkmenge der Mutter;
- Zu lange Schlafphasen des Kindes;
- Benutzung von Saughütchen;
- Zufüttern.

Allgemeine Empfehlungen

- Entspannung, Ruhe, Stressreduzierung;
- Häufiges Stillen;
- Stillposition überprüfen und wechseln → Stillberatung!
- Ausreichende Trinkmenge.

Innere Anwendungen

3–6 Tassen Milchbildungstee über den Tag verteilt trinken (☞ 7).

Äußere Anwendung

Einreibung oder Ausstreichen der Brust in Richtung der Mamillen (☞ 10.1) mit Arnikaöl oder Milchbildungsöl (Weleda).

Zu viel Milch

Allgemeine Empfehlungen

- Trinkmenge kurzzeitig etwas reduzieren;
- Anlegen nur an einer Seite.

Äußere Anwendungen

- Sanftes Ausstreichen der nicht gestillten Brust;
- Feucht-kühle Auflagen (☞ 8.5).

Innere Anwendung

1–4 Tassen Salbeitee über den Tag verteilt trinken (☞ 7).

Milchstau

Mögliche Ursachen

Ursachen für einen Milchstau liegen häufig in einer mangelnde Entleerung der Brust, einer mechanische Behinderung des Milchflusses durch Verschluss von Milchgängen; oder in Störungen des Milchspendereflexes durch u.a. Stress, Unsicherheit, Rauchen, Alkohol.

Allgemeine Empfehlungen

- Entspannung, Ruhe, Stressreduzierung;
- Ggf. Bettruhe;
- Regelmäßiges Entleeren der Brust, häufiges Stillen bevorzugt an der gestauten Seite;
- Stillposition überprüfen und wechseln → **Stillberatung!**
- Einengende Kleidung vermeiden.

> **!**
> - Keinen Milchbildungstee trinken!
> - Führt die Behandlung nicht innerhalb von 48 h zu einer deutlichen Besserung oder verschlechtert sich der Zustand innerhalb von 24 h, muss eine Mastitis ausgeschlossen werden!
> - Eine Infektion wird durch wunde Brustwarzen und Rhagaden und bei groben Hygienefehlern begünstigt.

Äußere Anwendungen

- Anregung des Milchflussreflexes durch Duschen oder **feucht-warme** Auflagen, Leinsamenkompresse oder Kirschkernsäckchen (☞ 8.3, 8.4);
- Warmes Arm oder Fußbad (☞ 9.4);
- Einreibung oder Ausstreichen der Brust in Richtung der Mamillen mit Arnikaöl (☞ 10.1);
- **Nach** dem Anlegen kühle Quark-, Kohl- oder Heilerdeauflage auf die betroffene Brust auflegen (☞ 8.5).

Innere Anwendung

1–2 Tassen Pfefferminz- oder Salbeitee über den Tag verteilt trinken (☞ 7).

Nervosität

☞ Schlafstörungen

Ödeme (☞ 11)

 Ödeme als erstes Anzeichen einer EPH-Gestose!

Schlafstörungen (☞ 11)

Mögliche Ursachen

Mögliche Ursachen von Schlafstörungen während der Schwangerschaft können neben körperlicher und psychischer Überforderung auch die eingeschränkte Schlafposition gegen Ende der Schwangerschaft, häufiges nächtliches Wasserlassen oder nächtliche Wadenkrämpfe (☞ Wadenkrämpfe) sein.

Allgemeine Empfehlungen

* Lagerungskissen zur Unterstützung einer bequemen Lage;
* Flüssigkeitsaufnahme zum Abend reduzieren;

Innere Anwendung

☞ 11

Äußere Anwendungen

☞ 11

Schwangerschaftsstreifen

Allgemeine Empfehlung

Ausgewogene, eiweißreiche Kost mit viel Vitamin C.

Äußere Anwendung

Regelmäßige Einreibung von Brust, Bauch, Gesäß, Oberschenkel mit einem hochwertigen Schwangerschaftspflegeöl (→ Apotheke, ☞ 10.1).

Sodbrennen

Mögliche Ursachen

Sodbrennen tritt verhäuft ab dem 2. oder 3. Trimenon, aufgrund der hormonellen und anatomischen Umstellung, auf und ist für die betroffen

Frauen eine sehr unangenehme und schmerzhafte Begleiterscheinung während der Schwangerschaft.

Allgemeine Empfehlungen

* Ausgewogene, magnesiumreiche Ernährung;
* Fette, saure und scharf gewürzte Speisen, Süßigkeiten, kohlensäurehaltige Getränke, Schwarztee und Kaffee vermeiden;
* Viele kleine Mahlzeiten;
* 2–3 geschälte Mandeln langsam kauen;
* Oberkörper leicht erhöht lagern.

Innere Anwendungen

* Nach der Mahlzeit Teemischung aus Fenchel und Anis schluckweise trinken (☞ 7);
* Bei morgendlichem Sodbrennen Milch oder trockenes Brot zu sich nehmen.

Stimmungslabilität

☞ Erschöpfung

Übelkeit, Erbrechen

Allgemeine Empfehlungen

* Kleines Frühstück vor dem Aufstehen;
* Regelmäßiger Tagesablauf und ausgewogene, fettarme, ggf. bittere Speisen;
* Spaziergänge nach den Mahlzeiten.

Innere Anwendung

1 Tasse Ingwertee vor dem Aufstehen (☞ 7).

Äußere Anwendung

Beruhigendes Lavendelbad (☞ 9.3).

Varizen

Allgemeine Empfehlungen

* Beengende Kleidung vermeiden, ggf. Kompressionsstrümpfe;
* Regelmäßige Spaziergänge, Gymnastik und Fußgymnastik (Zehenspitzengehen);
* Mehrmals tgl. Beine hochlagern.

Äußere Anwendungen

* Wechselduschen der Beine am Morgen mit anschließender Bürstenmassage (☞ 10);
* Beineinreibung mit Rosmarin- oder Arnikaöl oder Lotion (☞ 10.1);

- Fußbad mit Kastanienzusatz (☞ 9.4);
- Kühle Quarkauflage (☞ 8.5).

Wadenkrämpfe

Allgemeine Empfehlung

Ausgewogene, eiweißreiche Ernährung, insbesondere grüne Gemüse, Milch und Milchprodukte, magnesiumreiches Mineralwasser, Vollkornprodukte, Mandelmus (Reformhaus).

Äußere Anwendungen

- Wadeneinreibung mit Arnikaöl (☞ 10.1);
- Fußbad mit Lavendelzusatz (☞ 9.4).

Wunde Mamillen (Rhagaden)

Mögliche Ursachen

- Unbequeme Stillhaltung oder Stillposition des Kindes;
- Zu kurzes Zungenbändchen;
- Falsches Ansaugen der Brustwarze;
- Zu schnelles Ablösen des Kindes von der Brust;
- Saugverwirrung;
- Mundsoor beim Säugling.

Allgemeine Empfehlungen

- Häufiges Stillen bei begrenzter Stilldauer pro Seite;
- Stillposition überprüfen und wechseln → **Stillberatung!**
- Saugverhalten des Kindes überprüfen;
- An der weniger schmerzhaften Brust beginnen bis zum Milchspendereflex, danach Wechsel für max. 15 min.;
- Milch und Speichelreste antrocknen lassen;
- Stilleinlagen aus Wolle oder Seide tragen;
- Luft, ggf. Sonne an die Brustwarzen lassen.

Äußere Anwendungen

- Feucht-warme Auflagen vor dem Stillen (☞ 8.4);
- Brustwarzen mehrmals tgl. nach dem Stillen mit Salbeitee abtupfen (☞ 7).

Literatur

1 Augustin, Matthias; Schmiedel, Volker: Leitfaden Naturheilkunde. Methoden, Konzepte und praktische Anwendung. 4. Aufl., München 2003.
2 Beyer, Heidrun: Pflege der Schwangeren und der Wöchnerin. In: Hoehl, Mechthild; Kullick, Petra (Hrsg.): Kinderkrankenpflege und Gesundheitsförderung. Stuttgart 2002. S. 457–476.
3 Bundeszentrale für gesundheitliche Aufklärung (Hrsg.): Stillen und Muttermilchernährung. Grundlagen, Erfahrungen und Empfehlungen. Neue, erw. und überarb. Aufl. Köln 2001.
4 Cerkus-Roßmeißl, Angelika: Pflege von Frauen in der Gynäkologie und Geburtshilfe. In: Kellnhauser, Edith (u.a., Hrsg.): Thiemes Pflege. Professionalität erleben. 10. völlig neu überarbeitete Aufl., Stuttgart, New York 2004. S. 733–772.
5 Laue, Birgit: Ich bin schwanger: Natürlich pflegen und heilen. Reinbek bei Hamburg 2002.
6 Lothrop, Hanna: Das Stillbuch. 28. erw. u. akt. Aufl. München 2004.
7 Sonn, Annegret; Bühring, Ursel: Heilpflanzen in der Pflege. Bern 2004.
8 Stadelmann, Ingeborg: Die Hebammensprechstunde. 14 Aufl. Kempten 2002.
9 Schilcher, Heinz; Kammerer, Susannen: Leitfaden Phytotherapie. 2. Aufl. München 2003.
10 Wala Heilmittel GmbH (Hrsg.): Wala Hebammenkompendium. Natürliche Behandlung und Pflege in der Schwangerschaft. 6. Aufl., Bad Boll, Eckwälden 2003.
11 Weleda AG Heilmittelbetriebe (Hrsg.): Weleda Beratungskompendium OTC. 3. Aufl. Schwäbisch Gmünd 2003.
12 Gerhard, Ingrid; Feige, Axel: Geburtshilfe integrativ. Urban & Fischer Verlag, München, 2005

13 Besonderheiten bei Kindern und Jugendlichen

Akne

Allgemeine Empfehlungen

- Ausgewogene, fettarme, evtl. vegetarische und industriezuckerarme Ernährung mit vermehrten milchsauren Speisen.
- Alkohol, Nikotin und Kaffee meiden.
- Stoffwechselharmonisierende, natürliche Pflegeprodukte verwenden.

Innere Anwendung

1–2 Tassen Tee aus Stiefmütterchenkraut, Ringelblumenblüten und Eichenrinde über den Tag verteilt für 4–5 Wochen trinken (☞ 7).

Äußere Anwendungen

- Heilerdeauflage auf die betroffenen Stellen auflegen (☞ 8.4);
- Stiefmütterchen- oder Ringelblütentee (☞ 7) zur Gesichtsreinigung mehrmals tägl.
- Gesichtsmaske mit Quark (☞ 8.5, Quarkauflage).

Bauchschmerzen, funktionelle Bauchschmerzen

- Rezidivierend abdominelle Schmerzen im Kindesalter haben meist multifaktorielle Ursachen. Hierzu zählen beispielsweise:
- Bakterielle oder virale Infektionen;
- Gastritis;
- Verdauungsprobleme;
- Psychische Faktoren.

> Einer komplementär-medizinischen Therapie von Bauchschmerzen darf eine eventuell notwendige Abklärung der Bauchschmerz-Ursachen (insbesondere akut-entzündliche Prozesse) nicht verzögern.

Allgemeine Empfehlungen

- Mehrere kleine, regelmäßige und ausgewogene Mahlzeiten;
- Regelmäßiger Tagesrhythmus;

Innere Anwendungen

- 2–3 Tassen Magen-Darm-Tee oder Magentee über den Tag verteilt warm und schluckweise trinken (☞ 7);
- Kamillentee-Rollkur für 2–3 Wochen. Dafür vor dem Aufstehen 1–3 Tassen Kamillenblütentee schluckweise trinken, dabei langsam die Position von Seitenlage in Rückenlage in Seitenlage verändern.

Äußere Anwendungen

- Heublumensäckchen (☞ 8.3);
- Baucheinreibung mit Kamillen-, Kümmel-, Fenchel- oder Melissenöl (☞ 10.1);
- Feucht-warme Sauerklee-Bauchauflage (☞ 8.4);
- Feucht-heiße Bauchauflage mit Kamille (☞ 8.4).

Bindehautreizungen, -entzündungen bei Neugeborenen

Allgemeine Empfehlungen

- Zugluft vermeiden;
- Ausreichende Händehygiene;
- Wechseln von Spucktüchern.

Äußere Anwendung

Mit frisch zubereitetem lauwarmem Ringelblumentee (☞ 7) die Augenlider sanft von außen nach innen mit einer frischen Kompresse auswischen.

Blähungen, Trimenonkoliken (☞ 11)

Trimenonkoliken zählen zu den von Eltern am häufigsten genannten Problemen in den ersten Lebensmonaten und haben meist multifaktorielle Ursachen. Die Symptome treten vermehrt in den Abendstunden auf.

Zu möglichen Ursachen zählen beispielsweise:
- Unreife des Magen-Darm-Trakts;
- Physiologischer Bewegungsmangel des Säuglings;
- Falsche Fütterungs- und Zubereitungstechnik der Säuglingsmilch;

- Essgewohnheiten der stillenden Mutter;
- Reizüberflutung und Überstimulation.

Allgemeine Empfehlungen
- Ruhiges Gespräch mit den Eltern bei neugeborenen Kindern → Stillberatung;
- Fester Tagesablauf und regelmäßige Mahlzeiten;
- Überstimulation und Reizüberflutung vermeiden;
- Auf warme Füße und Hände achten.

Innere Anwendungen
- 1–3 Tassen Windtreibender Tee bei gestillten Kindern für die Mutter (☞ 7);
- Ab dem 1. Lebensjahr: 1–3 Tassen warm und schluckweise trinken.
- Bei nicht gestillten Kindern kann die Nahrung mit Fencheltee (☞ 7) zubereitet werden.

Äußere Anwendungen
- Heublumensäckchen oder warmes Kirschkernsäcken (☞ 8.3, 8.4);
- Baucheinreibung mit Kamillen-, Kümmel-, Fenchel- oder Melissenöl (☞ 10.1);
- Feucht-warme Sauerklee-Bauchauflage (nur bei älteren Kindern, ☞ 8.4);
- Feucht-heiße Bauchauflage mit Kamille (nur bei älteren Kindern, ☞ 8.3);
- Fußeinreibung (☞ 10.1);

Brustdrüsenschwellung (bei Neugeborenen)

Äußere Anwendungen
- Brust mit Heilwolle oder Baumwollwatte abpolstern, evtl. mit 1–2 Tr. Lavendelöl;
- Feucht warme Quarkauflage (☞ 8.4).

Durchfall, Diarrhö

Allgemeine Empfehlungen
Teepause je nach Stuhlfrequenz mit anschließendem langsamem, diätetischem Aufbau mit leicht verdaulichen, fettfreien Speisen: geriebener Apfel, geschlagene Banane, gekochte Karotten, Karottensuppe, Reisschleim.

Innere Anwendungen
- 1–2 Tassen Brombeerblättertee oder Frauenmantelkrauttee (☞ 7) trinken.

- Tee bei dyspeptischen Beschwerden, 1 Tasse langsam und schluckweise vor jeder Mahlzeit trinken (☞ 7);
- Magen-Darm-Tee, mehrmals tgl. 1–2 Tassen warmen Magen-Darm-Tee (Karminativer Tee) trinken (☞ 7);

Äußere Anwendungen
- Heublumensäckchen oder warmes Kirschkernsäcken (☞ 8.3, 8.4);
- Baucheinreibung mit Kamillen-, Kümmel-, Fenchel- oder Melissenöl (☞ 10.1);
- Feucht-warme Sauerklee-Bauchauflage (☞ 8.4);
- Feucht-heiße Bauchauflage oder Dampfkompresse mit Kamillenblüten- oder Schafgarbentee (nur bei älteren Kindern, ☞ 8.3).

Erbrechen, Spucken

Allgemeine Empfehlungen
- Teepause oder langsamer diätetischer Aufbau mit leicht verdaulichen, fettfreien Speisen;
- Auf ausreichend frische Luft achten.

Innere Anwendungen
- Mehrmals tgl. 1–2 Tassen warmen Magen-Darm-Tee (Karminativer Tee) trinken (☞ 7);
- Bei Reizmagen mit Blähungen 2–3 Tassen Magentee über den Tag verteilt warm und schluckweise trinken (☞ 7).

Äußere Anwendungen
- Feucht-heiße Bauchauflage oder Dampfkompresse mit Kamillentee (nur bei älteren Kindern, ☞ 8.3);
- Heublumensäckchen oder warmes Kirschkernsäcken (☞ 8.3, 8.4);
- Baucheinreibung mit Kamillen-, Kümmel-, Fenchel- oder Melissenöl (☞ 10.1);
- Feucht-warme Sauerklee-Bauchauflage (☞ 8.4).

Fieber

☞ 11

Gneis

☞ Milchschorf

Husten

☞ Bronchitis

Hyperbilirubinämie, Physiologischer Ikterus

Allgemeine Empfehlungen

- Auf ausreichende und regelmäßige Flüssigkeitszufuhr achten.
- Auf ausreichende Wärme achten, das Neugeborene soll warme Hände und Füße haben.
- Natürlichen Lichteinfluss nutzen.

Innere Anwendungen für stillende Mütter

- 2–3 Tassen Schafgarbenkrauttee oder Ringelblumenblütentee (☞ 7) über den Tag verteilt trinken.
- Weitere mögliche Teesorten: Artischockenblätter (Cynarae folium), Mariendistelfrüchte (Cardui mariae fructus) und Löwenzahnwurzel (Taraxaci radix cum herba).

Äußere Anwendungen

Ganzkörpereinreibung oder Fußeinreibung mit Mandelöl (☞ 10.1), Rosmarinsöckchen (Ölkompresse mit Rosmarinöl ☞ 8.4).

Insektenstiche (Bienenstiche, Wespenstiche)

Allgemeine Empfehlungen

- Wund und Brandgel;
- Kühlung der betroffenen Stellen.

Äußere Anwendungen

- Zwiebelkompresse (☞ 8.4);
- Quarkauflage (☞ 8.5);
- Weißkohlauflage (☞ 8.5);
- Heilerdeauflage (☞ 8.4).

Juckreiz, Hautjucken (Pruritus)

☞ 11

Kopfschmerzen, Migräne (☞ 11)

Mögliche Ursachen

- Spannungskopfschmerzen und Migräne im Kindes- und Jugendalter haben ihre Ursache meist in einem multifaktoriellen Zusammenspiel zwischen genetischer Disposition und auslösenden exogenen und endogenen Reizen. Hierzu zählen beispielsweise:
- Erkältungskrankheiten;
- Zahn- oder Nasennebenhöhlenentzündungen;

- Fiebrige Infekte;
- Metabolische Faktoren;
- Obstipation;
- Stress, körperliche und psychische Überlastung;
- Mangelnde körperliche Aktivität;
- Verspannungen.

Allgemeine Empfehlungen

☞ 11

Äußere Anwendungen

☞ 11

Lippenbläschen

☞ Mundschleimhautentzündung

Migräne

☞ 11

Milchschorf, Gneis

Allgemeine Empfehlung

Bei gestillten Kindern auf eine ausgewogene industriezuckerarme und von tierischem Eiweiß reduzierte Ernährung der Mutter achten;

Äußere Anwendung

Betroffene Hautstellen mit Tee aus Stiefmütterchenkraut oder Ringelblumenblüten betupfen (☞ 7).

Mundsoor

Allgemeine Empfehlungen

- Bei während der Erkrankung gestillten Kindern hygienische Brustpflege → Stillberatung;
- Sauger und Flaschen tgl. auskochen.

Innere Anwendungen

- Betroffene Stellen nach jeder Mahlzeit mit Tee aus Salbeiblättern, Ringelblumenblüten oder Kamillenblüten (☞ 7) oder Ratanhia- (Ratanhiae radix) oder Myrrhentinktur betupfen;
- Mundbalsam Gel® (→ Apotheke).

Obstipation

Allgemeine Empfehlungen

- Ausgewogene faser- und ballaststoffreiche Ernährung mit ausreichender Flüssigkeitsmenge;

- Regelmäßige Bewegung;
- Eingeweichtes Trockenobst oder Leinsamen-brei.

Äußere Anwendungen
- Baucheinreibung mit Fenchel-, Kamillen- oder Kümmelöl (☞ 10.1);
- Feucht-warme Bauchauflage oder Ölkompresse (☞ 8.4);
- Lendenwickel nach Kneipp (☞ 8.5).

Physiologischer Ikterus
☞ Hyperbilirubinämie

Schlafstörungen
Neben physischen Ursachen liegen Ursachen für Schlafstörungen bei Kindern häufig in körperlicher oder psychischer Überforderung, Reizüberflutung, Alpträumen, Angst vor dem Einschlafen oder Trennungsängsten.

Allgemeine Empfehlungen
- Beratung der Eltern;
- Rhythmischer Tagesablauf mit geregelten Essens- und Schlafenszeiten;
- Rituale vor dem Schlafengehen;
- Regelmäßige Bewegung an frischer Luft;
- Flüssigkeitsaufnahme zum Abend reduzieren;
- Zimmertemperatur nicht wärmer als 20°C.

Innere Anwendung
- Gute-Nacht-Tee, Beruhigungstee;
- 1–2 Tassen zur Nacht warm trinken (☞ 7).

Äußere Anwendungen
- Beruhigendes Fuß- oder Vollbad mit Lavendel-, Melissen- oder Fichtennadelzusatz (☞ 9.4);
- Ansteigendes Fußbad (☞ 9.4);
- Beruhigende Rücken- oder Fußeinreibung (☞ 10.1).

Spannungskopfschmerzen
☞ 11

Windeldermatitis, Wundsein

Allgemeine Empfehlungen
- Keine synthetischen oder parfümierten Pflegeprodukte verwenden;
- Trockenhalten des Windelbereichs;
- Bei gestillten Kindern kann die Muttermilch auf die betroffenen Hautstellen aufgetragen werden;
- Windeleinlage aus Baumwolle, Heilwolle oder Seide verwenden.

Äußere Anwendungen
- Bei jedem Windelwechsel die betroffenen Hautstellen mit lauwarmem Tee aus Ackerschachtelhalmkraut, Stiefmütterchenkraut, Salbeiblättern, Eichenrinde oder Schwarztee abtupfen und anschließend gut trocknen, eventuell vorsichtig trocken föhnen (☞ 7);
- Sitzbad in Kamillen- oder Salbeitee (☞ 9.4);
- Calendula-Salbe (☞ 8.4), zinkhaltige Salbe .

Zahnungsbeschwerden

Allgemeine Empfehlungen
- Veilchenwurzel oder gekühlte und geschälte Salatgurke zum Beißen geben;
- Ruhe und Zuwendung.

Äußere Anwendungen
Schmerzhafte Stellen mit (evtl. gekühltem) Tee aus Salbeiblättern, Ringelblumenblüten oder Kamillenblüten (☞ 7) betupfen.

Literatur

1 Augustin, Matthias; Schmiedel, Volker: Leitfaden Naturheilkunde. Methoden, Konzepte und praktische Anwendung. 4. Aufl., München 2003.
2 Bachmann, Sandra (2002): Äußere Anwendungen mit Kamille – bei Kindern und Erwachsenen. In: Weleda Pflegeforum 7. November 2002, Ausgabe 7, S. 10–11. Schwäbisch Gmünd.
3 Bachmann, Sandra (2005): Äußere Anwendung/ Physikalische Therapie. In: Schönau, Eckhard; Naumann, Emil; Längler, Alfred; Beuth, Josef (Hrsg.): Pädiatrie integrativ. Konventionelle und komplementäre Therapie. Urban & Fischer München.
4 Goebel, Wolfgang; Glöckler, Michaela: Kindersprechstunde. Ein medizinisch-pädagogischer Ratgeber. Erkrankungen. Bedingungen gesunder Entwicklung. Gesundheit durch Erziehung. 15. Aufl. Stuttgart 2005.
5 Hoehl, Mechthild; Kullick, Petra (Hrsg.): Kinderkrankenpflege und Gesundheitsförderung. Stuttgart 2002.
6 Illing, Stephan; Claßen, Martin: Klinikleitfaden Pädiatrie. 6. Aufl. München 2003.
7 Laue, Birgit; Salomon, Angelika (2003): Kinder natürlich heilen. Reinbek bei Hamburg.
8 Sonn, Annegret; Bühring, Ursel: Heilpflanzen in der Pflege. Bern 2004.

9   Stadelmann, Ingeborg: Die Hebammensprechstunde. 14 Aufl. Kempten 2002.

10 Schilcher, Heinz; Kammerer, Susannen: Leitfaden Phytotherapie. 2. Aufl. München 2003.

11 Schönau, Eckhard; Naumann, Emil; Längler, Alfred; Beuth, Josef (Hrsg.): Pädiatrie integrativ. Konventionelle und komplementäre Therapie. Urban & Fischer München 2005.

12 Wala Heilmittel GmbH (Hrsg.): Wala Hebammenkompendium. Natürliche Behandlung und Pflege in der Schwangerschaft. 6. Aufl., Bad Boll, Eckwälden 2003.

13 Weleda AG Heilmittelbetriebe (Hrsg.): Weleda Beratungskompendium OTC. 3. Aufl. Schwäbisch Gmünd 2003.

Register